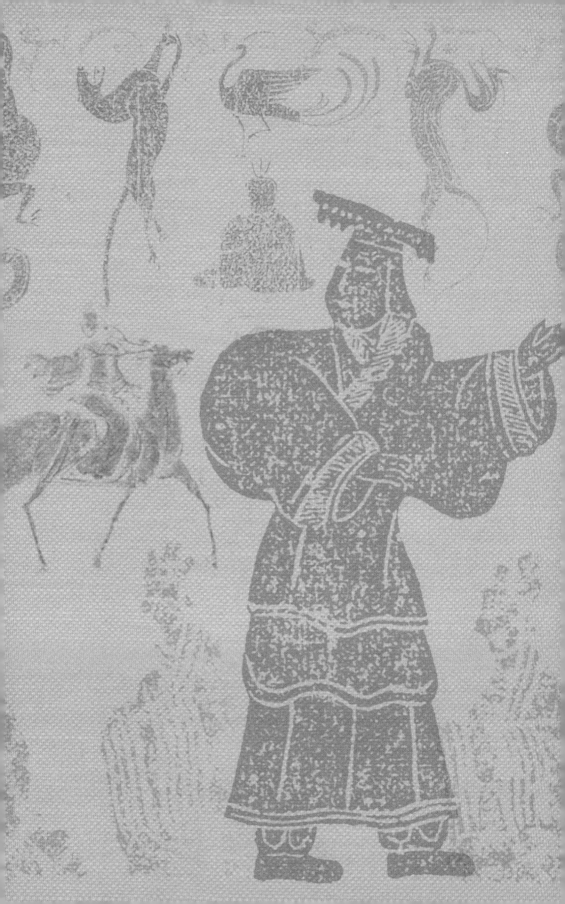

中国古医籍整理丛书

香奁润色

明·胡文焕 编

王旭东 刘筱 江杨洋 校注

中国中医药出版社

·北 京·

图书在版编目（CIP）数据

香奁润色/（明）胡文焕编；王旭东，刘筱玥，江杨洋校注．—北京：中国中医药出版社，2016.1（2024.12重印）

（中国古医籍整理丛书）

ISBN 978 - 7 - 5132 - 3097 - 1

Ⅰ.①香… Ⅱ.①胡… ②王… ③刘… ④江… Ⅲ.①女性—美容—方书—中国—明代②女性—保健—方书—中国—明代 Ⅳ.①R289.5

中国版本图书馆 CIP 数据核字（2016）第 008640 号

中国中医药出版社出版

北京经济技术开发区科创十三街 31 号院二区 8 号楼

邮政编码 100176

传真 010 64405721

北京盛通印刷股份有限公司印刷

各地新华书店经销

*

开本 710 × 1000 1/16 印张 9.5 字数 54 千字

2016 年 1 月第 1 版 2024 年 12 月第 5 次印刷

书 号 ISBN 978 - 7 - 5132 - 3097 - 1

*

定价 29.00 元

网址 www.cptcm.com

服务热线 010 64405510

购书热线 010 64065415 010 64065413

微信服务号 zgzyycbs

书店网址 csln.net/qksd/

官方微博 http://e.weibo.com/cptcm

淘宝天猫网址 http://zgzyycbs.tmall.com

国家中医药管理局
中医药古籍保护与利用能力建设项目
组织工作委员会

主　任　委　员　王国强

副　主　任　委　员　王志勇　李大宁

执行主任委员　曹洪欣　苏钢强　王国辰　欧阳兵

执行副主任委员　李　昱　武　东　李秀明　张成博

委　　　　员

各省市项目组分管领导和主要专家

　　（山东省）武继彪　欧阳兵　张成博　贾青顺

　　（江苏省）吴勉华　周仲瑛　段金廒　胡　烈

　　（上海市）张怀琼　季　光　严世芸　段逸山

　　（福建省）阮诗玮　陈立典　李灿东　纪立金

　　（浙江省）徐伟伟　范永升　柴可群　盛增秀

　　（陕西省）黄立勋　呼　燕　魏少阳　苏荣彪

　　（河南省）夏祖昌　刘文第　韩新峰　许敬生

　　（辽宁省）杨关林　康廷国　石　岩　李德新

　　（四川省）杨殿兴　梁繁荣　余曙光　张　毅

各项目组负责人

　　王振国（山东省）　王旭东（江苏省）　张如青（上海市）

　　李灿东（福建省）　陈勇毅（浙江省）　焦振廉（陕西省）

　　蔡永敏（河南省）　鞠宝兆（辽宁省）　和中浚（四川省）

项目专家组

顾　问　马继兴　张灿玾　李经纬

组　长　余瀛鳌

成　员　李致忠　钱超尘　段逸山　严世芸　鲁兆麟
　　　　郑金生　林端宜　欧阳兵　高文柱　柳长华
　　　　王振国　王旭东　崔　蒙　严季澜　黄龙祥
　　　　陈勇毅　张志清

项目办公室（组织工作委员会办公室）

主　任　王振国　王思成

副主任　王振宇　刘群峰　陈榕虎　杨振宁　朱毓梅
　　　　刘更生　华中健

成　员　陈丽娜　邱　岳　王　庆　王　鹏　王春燕
　　　　郭瑞华　宋咏梅　周　扬　范　磊　张永泰
　　　　罗海鹰　王　爽　王　捷　贺晓路　熊智波

秘　书　张丰聪

前　言

中医药古籍是传承中华优秀文化的重要载体，也是中医学传承数千年的知识宝库，凝聚着中华民族特有的精神价值、思维方法、生命理论和医疗经验，不仅对于传承中医学术具有重要的历史价值，更是现代中医药科技创新和学术进步的源头和根基。保护和利用好中医药古籍，是弘扬中国优秀传统文化、传承中医学术的必由之路，事关中医药事业发展全局。

1949 年以来，在政府的大力支持和推动下，开展了系统的中医药古籍整理研究。1958 年，国务院科学规划委员会古籍整理出版规划小组在北京成立，负责指导全国的古籍整理出版工作。1982 年，国务院古籍整理出版规划小组召开全国古籍整理出版规划会议，制定了《古籍整理出版规划（1982—1990）》，卫生部先后下达了两批 200 余种中医古籍整理任务，掀起了中医古籍整理研究的新高潮，对中医文化与学术的弘扬、传承和发展，发挥了极其重要的作用，产生了不可估量的深远影响。

2007 年《国务院办公厅关于进一步加强古籍保护工作的意见》明确提出进一步加强古籍整理、出版和研究利用，以及

"保护为主、抢救第一、合理利用、加强管理"的方针。2009年《国务院关于扶持和促进中医药事业发展的若干意见》指出，要"开展中医药古籍普查登记，建立综合信息数据库和珍贵古籍名录，加强整理、出版、研究和利用"。《中医药创新发展规划纲要（2006—2020）》强调继承与创新并重，推动中医药传承与创新发展。

2003～2010年，国家财政多次立项支持中国中医科学院开展针对性中医药古籍抢救保护工作，在中国中医科学院图书馆设立全国唯一的行业古籍保护中心，影印抢救濒危珍本、孤本中医古籍1640余种；整理发布《中国中医古籍总目》；遴选351种孤本收入《中医古籍孤本大全》影印出版；开展了海外中医古籍目录调研和孤本回归工作，收集了11个国家和2个地区137个图书馆的240余种书目，基本摸清流失海外的中医古籍现状，确定国内失传的中医药古籍共有220种，复制出版海外所藏中医药古籍133种。2010年，国家财政部、国家中医药管理局设立"中医药古籍保护与利用能力建设项目"，资助整理400余种中医药古籍，并着眼于加强中医药古籍保护和研究机构建设，培养中医古籍整理研究的后备人才，全面提高中医药古籍保护与利用能力。

在此，国家中医药管理局成立了中医药古籍保护和利用专家组和项目办公室，专家组负责项目指导、咨询、质量把关，项目办公室负责实施过程的统筹协调。专家组成员对古籍整理研究具有丰富的经验，有的专家从事古籍整理研究长达70余年，深知中医药古籍整理研究的重要性、艰巨性与复杂性，履行职责认真务实。专家组从书目确定、版本选择、点校、注释等各方面，为项目实施提供了强有力的专业指导。老一辈专家的学术水平和智慧，是项目成功的重要保证。项目承担单位山东中医药大学、南京中医药大学、上海中医药大学、福建中医药大学、浙江省中医药研究院、陕西省中医药研究院、河南省中医药研究院、辽宁中医药大学、成都中医药大学及所在省市中医药管理部门精心组织，充分发挥区域间互补协作的优势，并得到承担项目出版工作的中国中医药出版社大力配合，全面推进中医药古籍保护与利用网络体系的构建和人才队伍建设，使一批有志于中医学术传承与古籍整理工作的人才凝聚在一起，研究队伍日益壮大，研究水平不断提高。

本着"抢救、保护、发掘、利用"的理念，该项目重点选择近60年未曾出版的重要古医籍，综合考虑所选古籍的保护价值、学术价值和实用价值。400余种中医药古籍涵盖了医经、基础理论、诊法、伤寒金匮、温病、本草、方书、内科、外科、女科、儿科、伤科、眼科、咽喉口齿、针灸推拿、养生、医案医话医论、医史、临证综合等门类，跨越唐、宋、金元、明以迄清末。全部古籍均按照项目办公室组织完成的行业标准《中医古籍整理规范》及《中医药古籍整理细则》进行整理校注，绝大多数中医药古籍是第一次校注出版，一批孤本、稿本、抄本更是首次整理面世。对一些重要学术问题的研究成果，则集中收录于各书的"校注说明"或"校注后记"中。

"既出书又出人"是本项目追求的目标。近年来，中医药古籍整理工作形势严峻，老一辈逐渐退出，新一代普遍存在整理研究古籍的经验不足、专业思想不坚定等问题，使中医古籍整理面临人才流失严重、青黄不接的局面。通过本项目实施，搭建平台，完善机制，培养队伍，提升能力，经过近5年的建设，锻炼了一批优秀人才，老中青三代齐聚一堂，有效地稳定了研究队伍，为中医药古籍整理工作的开展和中医文化与学术的传承提供必备的知识和人才储备。

本项目的实施与《中国古医籍整理丛书》的出版，对于加强中医药古籍文献研究队伍建设、建立古籍研究平台，提高古籍整理水平均具有积极的推动作用，对弘扬我国优秀传统文化，推进中医药继承创新，进一步发挥中医药服务民众的养生保健与防病治病作用将产生深远影响。

第九届、第十届全国人大常委会副委员长许嘉璐先生，国家卫生计生委副主任、国家中医药管理局局长、中华中医药学会会长王国强先生，我国著名医史文献专家、中国中医科学院马继兴先生在百忙之中为丛书作序，我们深表敬意和感谢。

由于参与校注整理工作的人员较多，水平不一，诸多方面尚未臻完善，希望专家、读者不吝赐教。

国家中医药管理局中医药古籍保护与利用能力建设项目办公室
二〇一四年十二月

许 序

"中医"之名立，迄今不逾百年，所以冠以"中"字者，以别于"洋"与"西"也。慎思之，明辨之，斯名之出，无奈耳，或亦时人不甘泯没而特标其犹在之举也。

前此，祖传医术（今世方称为"学"）绵延数千载，救民无数；华夏屡遭时疫，皆仰之以度困厄。中华民族之未如印第安遭染殖民者所携疾病而族灭者，中医之功也。

医兴则国兴，国强则医强。百年运衰，岂但国土肢解，五千年文明亦不得全，非遭泯灭，即蒙冤扭曲。西方医学以其捷便速效，始则为传教之利器，继则以"科学"之冕畅行于中华。中医虽为内外所夹击，斥之为蒙昧，为伪医，然四亿同胞衣食不保，得获西医之益者甚寡，中医犹为人民之所赖。虽然，中国医学日益陵替，乃不可免，势使之然也。呜呼！覆巢之下安有完卵？

嗣后，国家新生，中医旋即得以重振，与西医并举，探寻结合之路。今也，中华诸多文化，自民俗、礼仪、工艺、戏曲、历史、文学，以至伦理、信仰，皆渐复起，中国医学之兴乃属必然。

迄今中医犹为国家医疗系统之辅，城市尤甚。何哉？盖一则西医赖声、光、电技术而于20世纪发展极速，中医则难见其进。二则国人惊羡西医之"立竿见影"，遂以为其事事胜于中医。然西医已自觉将入绝境：其若干医法正负效应相若，甚或负远逾于正；研究医理者，渐知人乃一整体，心、身非如中世纪所认定为二对立物，且人体亦非宇宙之中心，仅为其一小单位，与宇宙万象万物息息相关。认识至此，其已向中国医学之理念"靠拢"矣，虽彼未必知中国医学何如也。唯其不知中国医理何如，纯由其实践而有所悟，益以证中国之认识人体不为伪，亦不为玄虚。然国人知此趋向者，几人？

国医欲再现宋明清高峰，成国中主流医学，则一须继承，一须创新。继承则必深研原典，激清汰浊，复吸纳西医及我藏、蒙、维、回、苗、彝诸民族医术之精华；创新之道，在于今之科技，既用其器，亦参照其道，反思己之医理，审问之，笃行之，深化之，普及之，于普及中认知人体及环境古今之异，以建成当代国医理论。欲达于斯境，或需百年欤？予恐西医既已醒悟，若加力吸收中医精粹，促中医西医深度结合，形成21世纪之新医学，届时"制高点"将在何方？国人于此转折之机，能不忧虑而奋力乎？

予所谓深研之原典，非指一二习见之书、千古权威之作；就医界整体言之，所传所承自应为医籍之全部。盖后世名医所著，乃其秉诸前人所述，总结终生行医用药经验所得，自当已成今世、后世之要籍。

盛世修典，信然。盖典籍得修，方可言传言承。虽前此50余载已启医籍整理、出版之役，惜旋即中辍。阅20载再兴整理、出版之潮，世所罕见之要籍千余部陆续问世，洋洋大观。

今复有"中医药古籍保护与利用能力建设"之工程，集九省市专家，历经五载，董理出版自唐迄清医籍，都 400 余种，凡中医之基础医理、伤寒、温病及各科诊治、医案医话、推拿本草，俱涵盖之。

噫！璐既知此，能不胜其悦乎？汇集刻印医籍，自古有之，然孰与今世之盛且精也！自今而后，中国医家及患者，得览斯典，当于前人益敬而畏之矣。中华民族之屡经灾难而益蕃，乃至未来之永续，端赖之也，自今以往岂可不后出转精乎？典籍既蜂出矣，余则有望于来者。

谨序。

第九届、十届全国人大常委会副委员长

许嘉璐

二〇一四年冬

王 序

中医学是中华民族在长期生产生活实践中，在与疾病作斗争中逐步形成并不断丰富发展的医学科学，是中国古代科学的瑰宝，为中华民族的繁衍昌盛作出了巨大贡献，对世界文明进步产生了积极影响。时至今日，中医学作为我国医学的特色和重要医药卫生资源，与西医学相互补充、相互促进、协调发展，共同担负着维护和促进人民健康的任务，已成为我国医药卫生事业的重要特征和显著优势。

中医药古籍在存世的中华古籍中占有相当重要的比重，不仅是中医学术传承数千年最为重要的知识载体，也是中医为中华民族繁衍昌盛发挥重要作用的历史见证。中医药典籍不仅承载着中医的学术经验，而且蕴含着中华民族优秀的思想文化，凝聚着中华民族的聪明智慧，是祖先留给我们的宝贵物质财富和精神财富。加强对中医药古籍的保护与利用，既是中医学发展的需要，也是传承中华文化的迫切要求，更是历史赋予我们的责任。

2010 年，国家中医药管理局启动了中医药古籍保护与利用能力建设项目。这既是传承中医药的重要工程，也是弘扬优秀民族文化的重要举措，不仅能够全面推进中医药的有效继承和创新发展，为维护人民健康作出贡献，也能够彰显中华民族的璀璨文化，为实现中华民族伟大复兴的中国梦作出贡献。

相信这项工作一定能造福当今，嘉惠后世，福泽绵长。

国家卫生和计划生育委员会副主任
国家中医药管理局局长
中华中医药学会会长

王国强

二〇一四年十二月

马 序

　　新中国成立以来，党和国家高度重视中医药事业发展，重视古籍的保护、整理和研究工作。自 1958 年始，国务院先后成立了三届古籍整理出版规划小组，分别由齐燕铭、李一氓、匡亚明担任组长，主持制定了《整理和出版古籍十年规划（1962—1972）》《古籍整理出版规划（1982—1990）》《中国古籍整理出版十年规划和"八五"计划（1991—2000）》等，而第三次规划中医药古籍整理即纳入其中。1982 年 9 月，卫生部下发《1982—1990 年中医古籍整理出版规划》，1983 年 1 月，中医古籍整理出版办公室正式成立，保证了中医古籍整理出版规划的实施。2002 年 2 月，《国家古籍整理出版"十五"（2001—2005）重点规划》经新闻出版署和全国古籍整理出版规划领导小组批准，颁布实施。其后，又陆续制定了国家古籍整理出版"十一五"和"十二五"重点规划。国家财政多次立项支持中国中医科学院开展针对性中医药古籍抢救保护工作，文化部在中国中医科学院图书馆专门设立全国唯一的行业古籍保护中心，国家先后投入中医药古籍保护专项经费超过 3000 万元，影印抢救濒危珍、善、孤本中医古籍 1640 余种，开展了海外中医古籍目录调研和孤本回归工作。2010 年，国家财政部、国家中医药管理局安排国家公共卫生专项资金，设立了"中医药古籍保护与利用能力建设项目"，这是继 1982～1986 年第一批、第二批重要中医药古籍整理之后的又一次大规模古籍整理工程，重点整理新中国成立后未曾出版的重要古籍，目标是形成并普及规范的通行本、传世本。

为保证项目的顺利实施，项目组特别成立了专家组，承担咨询和技术指导，以及古籍出版之前的审定工作。专家组中的许多成员虽逾古稀之年，但老骥伏枥，孜孜不倦，不仅对项目进行宏观指导和质量把关，更重要的是通过古籍整理，以老带新，言传身教，培养一批中医药古籍整理研究的后备人才，促进了中医药古籍保护和研究机构建设，全面提升了我国中医药古籍保护与利用能力。

作为项目组顾问之一，我深感中医药古籍保护、抢救与整理工作的重要性和紧迫性，也深知传承中医药古籍整理经验任重而道远。令人欣慰的是，在项目实施过程中，我看到了老中青三代的紧密衔接，看到了大家的坚持和努力，看到了年轻一代的成长。相信中医药古籍整理工作的将来会越来越好，中医药学的发展会越来越好。

欣喜之余，以是为序。

中国中医科学院研究员

马继兴

二〇一四年十二月

校注说明

《香奁润色》，明代著名儒医、藏书家、出版家胡文焕编，约成书于明万历年间（1573～1620），由于书中出现了《本草纲目》(1578)、《仁术便览》(1585)、《鲁府禁方》(1594) 中的内容，故应成书于1600年前后。原书初刊于胡氏文会堂所出版的养生保健类著作《寿养丛书》中。

《香奁润色》为妇人保健美容美饰的专书，集美发白面、玉容驻颜、白牙润唇、美手香身、调经安胎、收藏洗练等方法于一书，总结了明代之前的女性美容保健技术、生活常识和家政技巧。

《香奁润色》现存版本仅有两种，即清人精抄明万历年间虎林文会堂初刻《寿养丛书》本（以下简称"清抄本"）和日本江户抄本（以下简称"江户抄本"）。经比较，清抄本来源于明代初刻，抄录工整，字形清晰，错误较少，故选择其作为此次校注整理的底本；江户抄本错讹较多，故作为校本。

本书作者胡文焕并非专业医家，书中内容系摘录、汇集历代妇人美容、保健、家庭生活知识而成的实用书籍，资料均来自明代以前的相关古籍，原书可供比对的版本稀少，故以他校作为主要整理方式。经校注者考证，《香奁润色》美容方文献资料来源于多种古籍，最早的出自公元473年前的《小品方》，其他如唐代的《千金要方》《外台秘要》，宋代的《太平圣惠方》《太平惠民和剂局方》《圣济总录》，元代的《世医得效方》，明代的《普济方》《本草纲目》，最晚的则是与本书同时代的《香乘》等，多达五六十种。

尤其是非医书古籍，如五代的《四时纂要》、宋代的《物类相感志》《事林广记》以及苏东坡的著述，元代的《居家必用事类全集》、明代的《多能鄙事》《竹屿山房杂部》等，均有大量内容被本书引用，而此类资料此前基本上没有被整理研究过。此次整理，均选用最佳版本进行了系统校勘，纠正了本书多处错误。而医书类古籍，也全部采用善本进行了校核和研究。此外，同时代或稍后时代的著作，其中内容相近的，也采用善本加以雠对。如清代著作《卫生汇录》《医方拾锦》《文堂集验方》《串雅内外编》等。校勘所取版本，均在首见处标注。

关于本次校注整理的几点说明：

1. 全书采用简体排印。校注文字尽可能地忠实于底本，无对应规范简体的，则选用最接近底本字形的原意字。

2. 底本因抄写之小错，或不清之文字，能辨认者则径改，不出校记；原书方药类"右件""右等分""右几味"等"右"字，径改为"上"；"已上"径改为"以上"。

3. 古字、俗字、异体字、手写体等，习用者律齐为标准字，不出注，生僻者或有助于注释、研究的部分则出注说明。

4. 难字、通假字、避讳字，只在首见时加以注释，进行注音和释义。注释侧重疑难字词和短语的释义，一般不做医理上的解释。注音采用汉语拼音和直音法标注。

5. 本书手抄过程中出现的文字问题处理如下："傅""敷"，统一为"敷"；"班""斑"，统一为"斑"；"祕""秘"，统一为"秘"；"薰""熏"，统一为"熏"；"磁""瓷"，统一为"瓷"。

6. 凡底本中与校本文字互异者，显系底本有误，以他本校勘订正，出校说明；若校本有误，不予说明；底本与校本互异，校本文字有助于阅读理解者，出校并存。

7. 校注中，凡同一部多次出现的引用书名、卷次、篇名，仅首次出现时标注全称，如"《事林广记》卷八宫院事宜门"，再次引用时仅标注书名，略去卷次和篇名。但同页上的校注引用同书而属不同卷次或不同篇章者，仍标注全称。

8. 对原文进行标点，标注现代标点符号。

9. 原书目录在某方之后有多处标注为"又方""又法""又验方"，因无具体方剂名称、功效、主治或手法名称，此次校注一律删去，以节约篇幅。目录与正文不一致者，据正文改目录。

10. 原书中药名多见异文，凡不碍文义者，均维持原貌，生僻少见字则出注说明。

香奁润色序

　　夫天生佳人，雪肤花貌，玉骨冰肌，若西子、杨妃辈，即淡扫蛾眉，自然有动人处，果何假脂粉以污其真哉？是润色为不必也。然而良工必藉利器而后其事善，绘事必加五彩而后其素绚，故佳人之修其仪容，洁其服饰，譬如花之得滋，玉之就琢，而其光莹为益增，是润色又所必假矣。矧①世不皆西子、杨妃辈，此予所集聊为香奁之一助耳。至若其间，疗其疾病，证其怪异，调其经血，安其胎产，皆其至要者乎。而藏贮洗练，虽为末务，要亦佳人之所必用者，其法尽为列之，当不独区区润色已也。而保摄修齐之道，盖见之此矣。唯画眉敷粉之郎，为能格②焉。倘以此红粉赠与佳人，佳人将必曰：幸孔③！幸孔！彼良工之利器，绘事之五彩，而又何羡乎？而胡生者，玉成于人，庶几君子。

香奁润色序

---

①　矧（shěn 审）：况且，何况。

②　格：推究，研究。

③　幸孔：犹言"幸甚"。孔，很，甚。

目　录

经血部

胎部

头发部_{附眉}

女人鬘不乱如镜生光方①

鹿角菜②_{五钱}

滚汤浸一时，冷即成胶，用刷鬘妙。

梳头发不落方③

侧柏_{两片，如手指大}④　榧子肉_{三个}⑤　胡桃肉_{二个}⑥

上件研细，擦头皮极验。或浸水掠头亦可。

---

　　①　女人鬘……生光方：《卫生汇录·起居饮食各法》（清·佚名，稿本）作"女人头发不乱如镜生光法"；《医方拾锦》（清·田绵淮）作"治发乱"。

　　②　鹿角菜：《本草纲目》（明·李时珍，明万历金陵本）卷二十八鹿角菜："若久浸则化如胶状，女子用以梳发，粘而不乱。"

　　③　梳头发不落方：《竹屿山房杂部》（明·宋诩，四库全书本）卷八居室事宜作"梳头不落发亦治头上有白屑"；《文堂集验方》（清·何惠川，三三医书本）卷三作"妇女乌发丹"。

　　④　侧柏两片如手指大：《普济方》（明·朱橚等，四库全书本）卷五十作"侧柏叶四片如手大"；《竹屿山房杂部》作"侧柏叶手掌大两方"；《文堂集验方》作"侧柏叶一握"。

　　⑤　三个：此下《普济方》有"去皮捶碎"四字。

　　⑥　二个：江户抄本、《文堂集验方》作"三个"；《竹屿山房杂部》作"不去衣三枚"。又，此下《普济方》有"去皮"二字。

生发方① 又名：生秃乌云油方

秦椒　白芷　川芎各一两　蔓荆子　零陵香　附子各五钱

上各生用，剉②碎，绢袋盛，清香油浸三七日，取油，日三度擦无发处。切勿令油滴白肉上。

常用长发药③

乱发净洗，晒干

以油煎令焦，就铛内细研如膏，搽头。长发。

又　法④

凡妇人发秃，酒浸汉椒，搽发，自然长。

治女人发少方⑤

侧柏叶不拘多少

---

① 生发方：《杨氏家藏方》（宋·杨倓，日本抄南宋淳熙本）卷二十、《普济方》作"香芎油"，主治为"治头风，发落不生"；《普济方》卷三六三引《全婴方》作"京芎油"，主治为"治小儿头发不出"。

② 剉：同"锉"。

③ 常用长发药：《卫生易简方》（明·胡濙，明嘉靖四十一年刻本）卷八作"治黑鬓发"；《卫生汇录》作"长头发法"；《医方拾锦》作"治发落不生"。

④ 又法：《串雅内外编·内编》（清·赵学敏，清光绪二十二年京口袁氏刻本）卷四本方内容为"秃鬓发稀：川椒四两酒浸，日日涂之，自然长出"，可参。

⑤ 治女人发少方：《肘后备急方》（晋·葛洪、梁·陶弘景、金·杨用道，日藏明版）（以下简称"《肘后》"）引《孙真人食忌》、《普济方》卷五十引《肘后》作"生发方"；《卫生汇录·起居饮食各法》作"女人发少能多法"。

阴干为末，加油涂之。其发骤生且黑。

又验方①

羊屎_{不拘多少}

取以纳鲫鱼腹中，瓦罐固济，烧灰，和香油涂发，数日发生且黑，甚效。

治女人发短方②

东行枣根_{三尺}

横安甑③上蒸之，两头汁出，用敷发妙。

治女人鬓秃再生绿云方④

腊月猪脂_{二两}　生铁末_{一两}

先以醋泔清净洗秃处，以生布揩令大热，却用猪脂细研，入生铁末煮沸二三度，敷之，即生。柏叶汤洗亦妙。

---

① 又验方：《太平圣惠方》（宋·王怀隐，日藏宋配抄本。以下简称"《圣惠》"）卷四十一作"治血虚，眉发髭不生"之"又方"，可参。

② 治女人发短方：《肘后》卷六作"疗人须鬓秃落不生长方"之"又方"；《备急千金要方》（以下简称"《千金》"）卷十三作"治秃顶方"之"又方"。可知本方可以治秃。

③ 甑（zèng 憎）：古代蒸饭的一种瓦器。

④ 治女人……绿云方：《千金》作"治风头毛发落不生方"，主治中亦治眉毛落。

止发落方①

桑白皮

剉碎，水煮，沐发即不落。

脱发方

以猴姜②浸水擦之。

又 方

以生姜浸油内，不时擦，即出。

治妇人蒜发③方

干柿子大者五个，滚煎茅香④汤煮令葩⑤ 枸杞子酒浸，焙干碾细

上件合和捣研为末，丸如梧桐子大。每日空心及夜卧

---

① 止发落方：《外台秘要》（以下简称"外台"）卷三十二引《千金》作"发堕落安发润方"；《医方类聚》卷八十一引《寿域神方》作"治须鬓秃落不生"。

② 猴姜：中药骨碎补之异名。

③ 蒜发：壮年人的花白头发。宋·张淏《云谷杂记·蒜发》："今人言壮而发白者，目之曰蒜发，犹言宣发也。"《卫生汇录》："未老即生白发间杂，谓之蒜发。"《医方拾锦》中，本方作为"治少白头"的"又方"，其意相近，可参。

④ 茅香：香料。《香乘》："茅香，花苗叶可煮作浴汤，辟邪气，令人身香。生剑南道诸州。其茎叶黑褐色，花白即非白茅香也。根如茅，但明洁而长。用同藁本尤佳，仍入印香中，合香附子用。"

⑤ 葩：字书皆释为"花"，与此处义不协。疑为"扒"或"趴"之同音借代，形容食物煮熟后软烂趴塌之状。《普济方》卷五十本方用"干柿子五个，香汤煮烂"，可为证。《卫生汇录》此字即作"烂"。

时煎茅香汤，下五十丸，神妙。

除头上白屑方

侧柏叶三片　胡桃七个　诃子五个　消梨①一个

上同捣烂，用井花水②浸片时，搽头，永不生屑。

洗发香润方

白芷三钱　甘松三钱　三奈③三钱　苓香草④三钱

上共煎水，洗发，每月三次，好。

洗头方散⑤

白芷　川芎　百药煎⑥　五倍子　甘松　薄荷　草乌

藿香　茅香各等分

共为末，干掺擦头，三五日篦之；或为丸，吊在身或头上，皆香。

---

①　消梨：梨的一种。又称香水梨、含消梨。

②　井花水：亦作"井华水"，即清晨初汲之水。

③　三奈：即"山柰"，为姜科植物山柰的根茎。下同。

④　苓香草：即零陵香。《本草纲目》卷十四零陵香："又名薰草，即香草也。"

⑤　洗头方散：《普济方》卷五十引《济生拔粹方》作"干洗头药"；《鲁府禁方》作"干洗头"。

⑥　百药煎：中药的一种，为五倍子同茶叶等经发酵制成的块状物。

洗头方①

胡饼② 菖蒲③ 槵子皮④ 皂角

上同捶碎，浆水调，团如球子大，每用炮汤⑤洗头。去风清头目。

干洗头去垢方

藁本 白芷各等分

上为末，夜擦头上，次早梳，自去。

醒头⑥方

王不留行 板柏叶 贯众 甘松 薄荷 川芎

上为细末，掺之。

---

① 洗头方：《事林广记·后集》（宋·陈元靓，日本翻刻元泰定本）卷八官院事宜门作"仙方洗头药"；《医方类聚》卷八十一引《必用全书》作"洗头仙方"。

② 胡饼：《事林广记》作"胡饼霜一两"。胡饼，类似于西域少数民族"馕"的面制饼状食物。与之相类似的汉族饼类食品有"烧饼""炉饼""麻饼"等。

③ 菖蒲：《事林广记》作"白菖蒲末一两"。

④ 槵子皮：《事林广记》作"槵子皮末一两"。槵子皮，无患子的果皮。无患子，落叶乔木，果皮可代肥皂，核可作念珠。

⑤ 炮（páo刨）汤：犹言"煎汤"。炮，煎熬。宋·陆游《离家示妻子》诗："儿为检药笼，桂姜手炮煎。"

⑥ 醒头：通顺头发。"醒头"二字辞书无解，据《古今医统大全》（明·徐春甫，明万历二十九年刻本）卷六十六解炽发醒头膏："擦发，顷时梳之自开"；《扶寿精方》（明·吴旻，明万历刻本）醒头香："上为细末，入发理之"等用法功效，可知"醒头"即为顺发易梳之譬。

醒头香①

白芷　零陵香　滑石　甘松　荆芥　防风　川芎　木樨②

上为细末，掺在发上，略停片时，梳篦为妙。此药去风，清头目，亦能令人香。

桂花香油

桂花初开者，二两

香油一斤，浸有嘴瓷瓶中，油纸密包，滚汤锅内煮半晌，取起固封。每日从嘴中泻出，搽发。久而愈香。少勾黄蜡，入油胭脂亦妙。

茉莉香油又③名罗衾夜夜香

茉莉花新开者，二两

香油浸收，制法与桂花油同。不蒸亦可，但不如桂花香久。

---

①　醒头香：《竹屿山房杂部》亦载有"醒头香"方，但组成、功效、主治均与本方有出入。录之供参："醒头香：治发膩、汗气，并愈头风。川芎、白芷、甘松、零陵香各一两，蘽本、辛夷、细辛、醒头草（酒洒，蒸过，晒干）各五钱，三奈子三钱，麝香一钱。上为细末，敷头上，篦去之。有头风，敷头上，帕蒙一宿，篦去之。"

②　木樨：同"木犀"，即桂花。

③　又：原作"人"，据江户抄本改。

百合香油

冰片一钱　桂花一两　茉莉一两　檀香二两①　零陵香五钱
丁香三钱

香油二斤，制法同前。冰片待蒸后方下。一搽经月犹香。

搽头竹油方

每香油一斤，枣枝一根，剉碎，新竹片一根，截作小
片，不拘多少，用荷叶四两，入油同煎，至一半，去前
物，加百药煎四两，与油再熬，入香物一二味，依法
搽之。

黑发麝香油方

香油二斤　柏油二两，另放　诃子皮一两半　没食子六个
川药煎②三两　五倍子五钱　酸榴皮五钱　真胆矾一钱　猪胆二
个，另放　旱莲台③五钱。诸处有之，叶生一二尺高，小花如狗菊，折断
有黑汁出，又名胡孙头

上件为粗末，先将香油锅内熬数沸，然后将药下入油
内同熬，少时倾出油，入罐子内盛贮；微温，入柏油搅；
渐冷，入猪胆又搅，令极冷，入后药：零陵香、藿香叶、

---

① 二两：江户抄本作"一两"。

② 川药煎：四川出产的百药煎。《居家必用事类全集》(元·佚名，明
隆庆二年刻本。以下简称"《居家必用》")庚集闺阁事宜乌头麝香油方即作
"川百药煎"。

③ 旱莲台：即旱莲草。

香白芷、甘松各三钱，麝香一钱。

上再搅匀，用厚纸封罐子口，每日早、午、晚四时^①各搅一次，仍封之。如此十日后，先晚洗头发净，次早发干搽之，不待数日，其发黑绀光泽香滑，永不染尘垢，更不须再洗。用后自见发黄者即黑。

生香长发油

乱发洗净，五两　花椒五钱　零陵香二两　菊花一两

用香油一斤，煎乱发令焦，研细如膏；再加香油一斤，同浸菊花等药。大能生发，黑而且长。

金主绿云油方

蔓荆子　没食子　诃子肉　踯躅花^②　白芷　沉香
附子　卷柏　覆盆子　生地黄　苓香草　莲子草　芒硝
丁皮　防风

上件等分洗净晒干，细剉，炒黑色，以绵纸袋盛入罐内。每用药三钱，香油半斤浸药，厚纸封七日。每遇梳头，净手蘸油摩顶心令热，后^③发窍，不十日，秃者生发，赤者亦黑。妇人用，不秃者，发黑如漆；若已秃者，旬日即生发。

---

① 早午晚四时：《居家必用》作"早、午时、晚酉"。

② 踯躅花：杜鹃花科植物羊踯躅的花。

③ 后：《医方类聚》卷八十三引《必用全书》金主绿云油方作"入"，义长。

倒梳油方①

鸡头子皮　柿皮　胡桃皮②　石榴皮　百药煎　马矢_{即马粪}　五倍子_{以上同浸油}

上等分，为末，瓷合贮，埋马矢中七七日，入金丝矾少许，以猪胆包指蘸捻之。

掠头油水方

甘松　青黛　诃子　零陵香　白及

上为细末，绢袋盛，浸油，或浸水用亦妙。

浸油_{治头风并脱发}

柏子仁_{半斤}　白芷　朴硝_{各半两}　诃子_{十个，炮}　零陵香　紫草　香附子_{各一两}

上为粗末，香油一斤，生铁器盛，逐日用之。

治女人病后眉毛不生方

乌麻花③_{七月取}

阴干，为末，用生乌麻油④，敷之即生。

---

① 倒梳油方：《多能鄙事》（明·刘基，明嘉靖四十二年刻本）卷六理容体肌发方作"倒流油"。

② 桃皮：原脱，据江户抄本补。

③ 乌麻花：即胡麻花、芝麻花（据《本草纲目》卷二十二胡麻花条）。

④ 油：此下《外台》卷三十二生眉毛方有"二味和"；《本草纲目》引《外台》有"渍之"。均义长。

面　部

杨妃令面上生光方①

密陀僧如金色者，一两

上研绝细，用乳或蜜调如薄糊，每夜略蒸，带热敷面，次早洗去。半月之后，面如玉镜生光。兼治齇鼻。唐宫中第一方也，出《天宝遗事》②。

又方令面手如玉③

杏仁一两　天花粉一两　红枣十枚　猪胰④三具

上捣如泥，用好酒四盏，浸于瓷器。早夜量用，以润面手。一月皮肤光腻如玉。冬天更佳，且免冻裂。

---

① 杨妃令面上生光方：《千金翼方》（唐·孙思邈，元刻本。以下简称"《千金翼》"）卷五、《外台》卷三十二、《普济方》卷五十二作"令面生光方"；《卫生易简方》卷八作"治豆疮瘢并黚黵齇鼻"；《医方拾锦》作"玉镜膏"。杨妃：即杨贵妃。名玉环，字太真。天生丽质，为唐代第一美女，中国古代四大美女之一。

② 天宝遗事：书名，即《开元天宝遗事》，共二卷，五代王仁裕撰。该书根据社会传闻，分别记述唐朝开元、天宝年间的逸闻遗事，内容以记述奇异物品、传说事迹为主。其中记唐代宫中七夕、寒食等节日习俗以及豪支、传书燕等事，有一定的社会史料价值。

③ 又方令面手如玉：《医方拾锦》作"如玉丹"。

④ 猪胰：当作"猪脄"。《本草纲目》卷五十："脄，音夷，亦作'胰'。时珍曰：一名肾脂，生两肾中间，似脂非脂，似肉非肉，乃人、物之命门、三焦发原处也，肥则多，瘦则少，盖颐养赖之，故谓之颐。"可知"脄"并非胃下之胰脏，而是位于两肾中间，呈椭圆形，黄白色，富润滑汁液的动物组织；北方农村妇女常用其浸酒，取浸出液涂手面以防治皲裂。

太真红玉膏①

杏仁去皮　滑石　轻粉各等分

上为细末，蒸过，入脑、麝②各少许，用鸡弹③清调匀，早起洗面毕，敷之。旬日后，色如红玉。

赵婕妤秘丹④令颜色如芙蓉

落葵子不拘多少

洗净蒸熟，烈日中晒干，去皮取仁，细研，蜜调。临卧敷面，次早用桃花汤洗去，光彩宛如初日芙蓉。

金国宫中洗面八白散方

白丁香　白姜蚕⑤　白附子　白牵牛　白芷　白及白蒺藜　白茯苓

上八味，入皂角三定⑥，去皮弦；绿豆⑦少许，共为

---

① 太真红玉膏：《普济方》卷五十二面门作"洗面药"；《鲁府禁方》作"杨太真红玉膏"。"太真"即杨贵妃。

② 脑麝：为龙脑（冰片）和麝香。下同。

③ 弹：通"蛋"。《齐东野语》："乃以凫弹数十，黄白各聚一器。"《普济方》《鲁府禁方》《串雅内外编·内编》卷二、《验方新编》卷一均作"蛋"。

④ 赵婕妤秘丹：《普济方》卷五十二作"涂面方"。赵婕妤，又称"钩弋夫人"，生卒年不详。为汉武帝妃，被封为婕妤；汉昭帝刘弗陵生母。汉代美女之一。

⑤ 白姜蚕：即姜制白僵蚕。《博济方》（宋·王衮，四库全书本）："白僵蚕去丝取净，用生姜自然汁于白碗内焙干。"

⑥ 定：此处用作计量单位，计条、柱状物体数量，类似于"梃""锭"。下同。又，《多能鄙事》作"个"。

⑦ 绿豆：此下《多能鄙事》有"粉"字。

末。早起洗面常用。

洗面妙方

猪牙皂角_{四两}　白姜蚕_{三钱}　白附子_{三钱}　藿香_{三钱}　密陀僧_{五钱}　三奈_{五钱}　白芷_{五钱}　麝香_{少许}　白茯_{五钱}

每日清早洗之，酒调涂。能去雀斑。

洗面方

丁香_{五钱}　肥皂角_{五十定，去皮、核}　零陵香　檀香　茅香　藿香　白术　白及　白蔹　川芎　沙参　防风　藁本　三奈　天花粉　木贼　甘松　楮桃儿①　黑牵牛　白姜蚕_炒　香白芷_{各一两}　绿豆_{五升，汤泡一宿，晒干}

上为细末，每日洗面用。治面上诸般热毒风刺，光泽精神。

涂面药方②

白附子　密陀僧　茯苓　胡粉_{各一两}　桃仁_{四两}　香白芷_{半两}

上件为细末。用乳汁临卧调涂面上，早晨浆水洗。十日效。

---

① 楮桃儿：即楮实、楮实子。
② 涂面药方：《普济方》卷五十一作"治面上瘢迹一切风刺粉刺雀斑方"。

敷面桃花末①

仲春收桃花，阴干为末，七月七日取乌鸡血和之，涂面及身，红白鲜洁，大验。

七香嫩容散②

黑牵牛十二两　皂角四两，去皮，炒　天花粉　零陵香甘松　白芷各二两③

上为细末。洗面或洗浴时，蘸药擦之。

玉容方④

黑牵牛四两　白芷　甘松　川芎　藿香　藁本各五钱零陵香　天花粉一两　细辛　檀香五钱　胶珠⑤二钱五分　猪牙皂角二两　楮实二两　茅香五钱

上为末。洗面常用。

---

① 敷面桃花末：五代·韩鄂《四时纂要》（明万历十八年朝鲜重刻本）卷四作"面药"。其制法及功用为："（七月）七日取乌鸡血，和三月桃花末，涂面及身，二三日后光白如素。"此后另有小字注："太平公主秘法。"又，《普济方》卷五十二作"治男子妇人白桃花颜色"。方药和功用为："三月三日取桃花为末，七月七日取乌骨鸡血，和，涂面及身。三二日后脱白如白雪，妙。"又，《医方拾锦》作"仙光散"。

② 七香嫩容散：此下《杨氏家藏方》（元·许国祯，日本宽政十年仿乾隆聚珍版）卷二十有"去风刺䵟䵞"，可参。

③ 二两：此下《杨氏家藏方》《普济方》有"茶子（去黑皮）四两"，与方名"七香"合，义长。

④ 玉容方：《御药院方》卷十、《普济方》卷五十一作"玉容散"。此下《御药院方》有"治面上热刺䵟䵞"，《普济方》有"治面上热刺"。可参。

⑤ 胶珠：即阿胶珠。《御药院方》作"阿胶二钱半（炮）"。

容颜不老方①

一斤生姜半斤枣，二两白盐三两草，

丁香沉香各五钱，四两茴香一处捣。

煎也好，点也好，修合此药胜如宝；

每日清晨饮一杯，一世容颜长不老。

好颜色

以百花上露饮之。

又　方

以井华水研朱砂服之。

益容颜

以小麦苗作齑汁吃。

解面黑

或甘草煎汤，或红枣煎汤，或乌龙尾②煎汤。

----

①　容颜不老方：据考，本方出自苏东坡，名"须问汤"。不同古籍中其剂量、组成稍有出入，如《居家必用》己集品诸汤："东坡居士歌括云：半两生姜（干用）一升枣（干用去核），三两白盐（炒黄）二两草（炙，去皮），丁香木香各半钱，约量陈皮（去白）一处捣。煎也好，点也好，红白容颜直到老。"《遵生八笺》（明·高濂，清嘉庆十五年刻本）卷十一："东坡居士歌：三钱生姜一升枣，二两白盐一两草，丁香木香各半钱，约量陈皮一处捣。煎也好，点也好，红白容颜直到老。"

②　乌龙尾：《杨氏家藏方》卷十六注："灶屋上垂尘是也。"

梨花白面香粉方

官粉十两　密陀僧二两　轻粉五钱　白檀二两　麝香一钱蛤粉五钱

前三项先研绝细，加入麝香。每日鸡子白和水调敷。令面莹白，绝似梨花更香。汉宫第一方也。

桃花娇面香粉方

官粉十两　密陀僧二两　银砵五钱　麝香一钱　白及一两寒水石二两

共为细末，鸡子白调，盛瓷瓶密封，蒸熟，取出晒干，再令绝细。水调敷面，终日不落，皎然如玉。

秘传①和粉方

官粉十两　密陀僧一两　黄连五钱　白檀一两　蛤粉五两轻粉二钱　砵砂一钱　金箔五个　脑　麝各少许

上为末，和匀用。

常用和粉方

好粉一两　白檀一钱　密陀僧一钱　蛤粉五钱　轻粉二钱脑　麝各少许　黄粉二钱五分，水淘过，置纸上干　白米粉子二钱

上为末，和匀用。

---

① 秘传：《医方类聚》卷八十一引《必用全书·闺阁事宜》无此二字。

麝香和粉方①

官粉_{一袋，水飞过} 蛤粉_{白熟者，水碾} 硃砂_{三钱} 鹰条②_二钱 密陀僧_{五钱} 檀粉③_{五钱} 脑 麝_{各少许} 寒水石粉_{和脑、麝同研} 紫粉④_{少许，轻重⑤用之}

鸡子粉方

鸡子一个，破顶去黄，止用白；将光粉⑥一处装满，入密陀僧五分，纸糊顶子，再用纸浑裹，水湿之，以文武火煨，纸干为度，取出。用涂面，红自⑦不落，莹然如玉。

---

① 麝香和粉方：《医方类聚》引《闺阁事宜》作"麝香十和粉方"，该方除美容（"颜色似桃花为度"）外，尚可治疗头风证。

② 鹰条：即鹰屎白。《本草品汇精要》（明·刘文泰等，清康熙四十年彩绘本。以下简称《品汇精要》）："鹰屎白，名鹰条。"亦有认为是鹰屎中未被消化的羽毛，如《本经逢原》："其屎中化未尽之毛，谓之鹰条。"

③ 檀粉：《医方类聚》引《闺阁事宜》作"檀香"。

④ 紫粉：古代的粉类化妆品。是以米粉（英粉）为滑腻剂，以铅粉（胡粉）为黏附剂，以落葵子为染色剂混合而成。《齐民要术》（后魏·贾思勰，影抄南宋复刻本）"作紫粉法"："用白米英粉三分、胡粉一分（不着胡粉，不着人面），和合调匀。取落葵子熟蒸，生布绞汁，和粉，日曝令干。若色浅者，重染如前法。"《重修政和经史证类备用本草》（宋·唐慎微，金泰和重刻本。以下简称《证类本草》）引陶弘景："落葵……其子紫色，女人以渍粉傅面为假色。"

⑤ 轻重：犹言"权衡""斟酌"。

⑥ 光粉：即上等铅粉。《竹屿山房杂部》卷八居室事宜鸡子粉方即作"上等铅粉"，并载有其制法："用醋糟覆铅板上蒸之，取浮者，水定而成。曰光粉，曰定粉，皆此也。"

⑦ 红自：《医方类聚》引《闺阁事宜》作"终日"。

唐宫迎蝶粉方

粟米随多少，淘涤如法，频易水浸，取十分洁，倾顿瓷钵内，令水高粟少许①，以薄绵纸盖钵面，隔去尘污，向烈日中曝干，研细为末。每水调少许，贮器，随意用。将粉②覆盖熏之，媚悦精神。

---

① 少许：《事林广记·后集》卷十作"寸许"，义长。

② 贮器随意用将粉：《事林广记》元至顺本作"着器内，随意调花挏粉"，日本翻刻元泰定本癸集卷七作"着器内，随意摘花采粉"。

瘢痣部

洗面去瘢痕方

茯苓二两，去皮　　天门冬三两　　百部二两①　香附子二两
瓜蒌二个　茨菰根五两　　冬瓜子半升②　甘草半斤　杏仁二两
皂角二斤，酒涂炙　　清胶③四两，火炙　　大豆十两，蒸，去皮　　益
母④子一斤，烧灰。用将末、水和成丸

上件和合焙干，捣罗为末，早晨如澡豆⑤末用，其瘢
自去。

去诸斑方

猪牙皂角三钱　　大皂角三钱　　三奈五钱　甘松五钱　细辛
槟榔取末

---

① 二两：《多能鄙事》卷六理容体肌发方作"三两"。
② 半升：《多能鄙事》作"半斤"。
③ 清胶：《多能鄙事》作"阿胶"，义同。
④ 母：原作"丹"，据江户抄本改。
⑤ 澡豆：古代以豆类为主要原料制成的粉状洗涤用品。后秦弘始六至
七年（404－405）的佛经典籍《十律诵》卷第三十八《明杂法之三》载：
"佛在舍卫国。有病比丘，苏油涂身，不洗，痒阿。是事白佛。佛言：应用澡
豆洗。优波离问佛：用何物作澡豆？佛言：以大豆、小豆、摩沙豆、豌豆、
迦提婆罗草、梨频陀子作。"（见《大正藏》二十三册《律部》。台湾新文丰
出版公司，1974）。唐代《千金翼》《外台》有多首澡豆配方，则配伍中药、
香料、花类、玉石等，具有洗涤、美容、护肤、治疗等功效。

美人面上雀子斑方①

白梅五钱　樱桃枝五钱　小皂角五钱　紫背浮萍五钱

共为末，炼蜜丸如弹子大。日用洗面，其斑自去，屡验。

治面上黑斑靨方②

白附子　白及　白蔹　白茯苓③　密陀僧④　定粉以上各等分

上为细末，洗面净，临卧用浆水调涂之。

治美人面上黑靨如雀卵色方⑤

白姜蚕二两　黑牵牛二两　细辛一两

上研细末，炼蜜为丸，如弹子大，日洗数次。一月其斑如扫。此南都旧院⑥亲传验方。

---

① 美人面上雀子斑方：《医宗金鉴》（清·吴谦等，清乾隆七年武英殿刻本）卷六十三引《本草纲目》作"时珍正容散"，各药用量均为"一两"，另有"鹰粪白三钱"。《验方新编》卷一本方另有"鹰屎白三钱，或鸽屎白亦可"。

② 治面上黑斑靨方：《圣惠》卷四十一作"治面生靨黯，斑点黯黑方"；《医方类聚》卷八十二引《瑞竹堂方》、《普济方》卷五十一作"白附丹"。

③ 白茯苓：《圣惠》作"赤茯苓"。

④ 僧：此下《医方类聚》引《瑞竹堂方》有"白石脂"。

⑤ 治美人……色方：《永类钤方》（元·李仲南，元刻本）卷二杂病·面引《斗门方》作"治黑靨，令人面色好，去小儿胎垢"，制法为"为粗末，作澡豆"。

⑥ 南都旧院：南京秦淮河附近妓女丛聚之所。明永乐年间迁都北京，南京因此被称为南都。历史上的"南都"所指不一，但"旧院"则为南京地名，《板桥杂记·雅游》："旧院，人称曲中，前门对武定桥，后门在钞库街，妓家鳞次，比屋而居。"

治面䵟方

白附子为末，酒调。

又 方①

杏仁用酒浸皮脱，捣烂，绢袋盛，拭面。

又 方②

鸡子二个，酒浸，密封四七日，取以敷面。其白如玉色之光润。

治美人面上黑痣方③

藜芦灰五两

用滚汤一大碗，淋灰汁于铜器中，外以汤煮如黑膏。以针微拨破痣处点之，不过三次，痣即脱去。

---

① 又方：《普济方》作"治面䵟黑，肤色粗陋，皮浓状丑方，亦治面"。

② 又方：《肘后》卷六引《葛氏方》作"疗年少气充，面生疱疮"。

③ 治美人面上黑痣方：《圣济总录》（宋·赵佶，清乾隆五十四年刻本）卷一一作"点黡子方"；《卫生汇录·起居饮食各法》作"点黑痣法"。

去粉痣

益母草_{烧灰}①　婴条石②_{各等分}

上和匀调敷。

治美人面上粉刺方

益母草_{烧灰，一两}　肥皂_{一两}

共捣为丸。日洗三次。十日后粉刺自然不生。须忌酒、姜，免再发也。

治粉刺黑斑方

五月五日，收带根天麻自③花者，益母紫花者。天麻晒干烧灰，却用商陆根捣自然汁，加酸醋作一处，绢绞净，搜天麻作饼，炭火煅过，收之，半年方用。入面药尤能润肌。

治面上酒齄④粉刺方

硫黄　白矾　白附子　密陀僧_{各一钱}　白蔹_{五分}

---

①　益母草烧灰：《外台》卷三十二引《近效》"则天大圣皇后炼益母草留颜方"用单味益母草，并载其炮制"真法"：将益母草烧灰，再将灰制成丸状，用炭火长时间煅烧至白色，研三日，"洗手面，令白如玉。女项颈上黑，但用此药揩洗，并如玉色""红鲜光泽，异于寻常。如经年久用之，朝暮不绝，年四五十妇人如十五女子"。并认为是女皇帝武则天的常用方。

②　婴条石：查工具书及中医药古籍，均未见此药记载。疑为"鹰条白"之音误、形误。

③　自：据上下文，应作"白"。

④　齄：疑为"齇"之形误。

上为细末。用猪爪一只，水三勺，熬成稠膏，去渣，以布滤过，入药末。每夜取一指于掌心，呵融搽之，不过六七日见效。

治妇人酒皶鼻及鼻上有黑粉痣①

生硫黄五钱　杏仁二钱　轻粉一钱②

上为末。用酒调和，敷搽鼻上，早则洗。数次绝根。

去黡涂面方

轻粉五分　朝脑五钱　硃砂　川粉　三奈③　鹰粪　干胭脂各一钱

以上为细末。唾津涂调，搽面。

取黡五灰膏

桑柴灰　小灰　柳柴灰　陈草灰　石灰

上件五灰用水煎浓汁，入酽醋点之，凝定不散，收贮。

---

① 治妇人……黑粉痣：《普济方》卷五十二作"治面上风毒恶疮方"。
② 一钱：江户抄本作"三钱"。
③ 三奈：江户抄本无此药。

夜容膏治黶、䵟、风刺、面垢

白芷　白牵牛头末① 　玉女粉② 　密陀僧　鹰条③ 　白檀　白茯苓　白蔹　白丁香　白及④

上各等分，为细末，鸡清⑤和为丸，阴干。每用唾津调搽面，神效。

青楼美人时疮后面上有黶痕方⑥

人精⑦二钱　鹰屎白二钱

和匀，加蜜少许。涂上二三日，即光，亦可治瘢。

---

① 白牵牛头末：《仁术便览》（明·张洁，明万历十三年刻本）卷四夜容膏作"白牵牛、黑牵牛（俱用头末）"。

② 玉女粉：即益母草烧制而成的灰。《御药院方》卷十钟乳粉散中"玉女粉二钱半"自注"系益母草"；该书"神仙玉女粉"即由益母草一味药物组成。《医方类聚》卷八十一引《居家必用》"玉女粉"载其制法为："益母草灰不拘多少，糯米粥搜和为团，炭火煅通红，离火俟冷，研细；再粥搜团，煅之，以雪白为度。"

③ 鹰条：《仁术便览》作"雁条"。

④ 白及：此下《仁术便览》有"白附子"。

⑤ 鸡清：《仁术便览》作"鸡子清"。义长。

⑥ 青楼美人……黶痕方：《千金》卷六作"灭瘢痕，无问新旧必除方"；《普济方》卷五十二引《肘后方》作"治火烧疮灭瘢方"；《医方拾锦》作"治面上瘢痕"。

⑦ 人精：男子精液。《本草纲目》卷五十二人部："人精，营气之粹，化而为精，聚于命门。命门者，精血之府也。男子二八而精满一升六合。养而充之，可得三升；损而丧之，不及一升。"

美人面上忽生白驳神方白驳似癣非癣，皮渐生①白，无药可治

鳗鲡鱼脂火炙出，一两

先拭驳上，刮使燥痛，后以油涂之，神效。

治美人面上皱路方②

大猪蹄四枝③，洗净

煮浆如胶，临卧时，用涂面上，早以浆水洗之。半月后，面皮细急如童女。

又妙方④

麋角二两

用蜜水细磨如糊，常用涂面，光彩照人可爱。

---

① 生：江户抄本作"半"。

② 治美人面上皱路方：《千金》卷六作"急面皮，去老皱，令人光净方"；《验方新编》卷一作"面生皱纹"。

③ 四枝：《千金》作"一具"。"枝"同"只"。量词。

④ 又妙方：《普济方》卷五十二作"令人面不皱，光华可爱"。

唇齿部

治冬月唇面皴[①]裂方

用猪脂[②]煎熟，夜敷面，卧。远行野宿不损。

治冬月唇干折出血

用桃仁为细末，猪脂调敷。

常用[③]白牙散

石膏四两　香附一两　白芷　甘松　三奈　藿香　沉香
零陵香　川芎各二钱半　防风五钱　细辛二钱五分

上为末。每日早晨常用。

治女人齿黑重白方

松节烧灰，一两　软石膏一两

研末。频擦，一月雪白。须忌甜酒、大蒜、榴、枣、
蜜糖。

---

① 皴：《多能鄙事》卷六经效方作"皴"，义长。
② 猪脂：《验方新编》卷一作"热猪油"。
③ 常用：《普济方》卷七十无此二字。

乳　部

妇人无乳

通草三钱　川山甲炒成珠，为末，一分二钱半①
雄猪前蹄②，煮烂，去肉，煎药。先服肉，次药。

女人乳无汁方

天花粉二钱
滚汤调服，日二进。夜汁流出。外用京三棱煎汤洗。

女人乳肿神方

杨柳根皮四两
水熬烂，温熨肿处，一宿愈。

---

①　一分二钱半：疑有误。"分"之下为"厘"，不应当为"钱"。宋以前一两为"四分"，"一分"为两钱半。故此处"一分"之后的"二钱半"疑为后人注"一分"的文字。

②　雄猪前蹄：考历代以猪蹄治产后缺乳，宋以前强调用母猪蹄，如《圣济总录》卷一六六"猪蹄汤"、《三因极一病证方论》（宋·陈言，宋刻本。以下简称"《三因》"）卷十八"母猪蹄汤"、《外台》卷三十四引《广济》"疗妇人乳无汁方"等，均注明"母猪蹄"；《本草纲目》卷五十在猪蹄条下特别标注"以下并用母猪者"。但明代之后则强调用公猪之蹄甲，如清代《医林纂要》称："猪蹄……但要公猪前蹄，若后蹄则少力，母猪者不足用。盖前蹄为全身筋力所在，味甘咸平，能补气血，养虚羸，润肌肉，又水畜也，故善通经隧，能通乳汁，又以血气补血气，古人多用之。"

又　方

马溺，涂之立愈。

治乳毒

葫芦芭焙燥，为末，一两　　白芷三钱　　乳香　　没药各一钱

无灰酒调服。

治乳痈

虾蟆皮初服七株，次服倍用　　青桑头初服七枝，次服倍用①

上二物一处研细。冬则用根②。酒解，随量饮。其渣③加蜜于中，缚④乳上。却用草芎、白芷、荆芥煎汤熏洗。每服药一次，即洗一次。如未效，以龙舌草即蔓尾草、忍冬藤二件，研，细蜜调敷。仍服托里散。如毒已结了，先用桐油调盐搽了，用后药：

水枝叶　　黄花草即金钱花　　水苋　　青桑头

上细研。蜜调敷之。

---

①　虾蟆皮……倍用：江户抄本作"虾蟆皮初服七枝，次服焙用；青桑头同上"。此处疑有误，因为虾蟆皮不以"株""枝"计量。

②　冬则用根：此四字《多能鄙事》置于上文"青桑头初服七枝，次服倍用"之后，义长可从。

③　渣：原作"查"，渣之古字，见《康熙字典》。《多能鄙事》即作"渣"。

④　缚：敷药并束缚包裹。下同。

又 方

九牛叶一握

研细，酒调服。淬缚乳上，即效。

又 方

鼠粪两头尖者，一合

收干，铜勺焙燥，以麻油小半盏拌匀，再焙干，约手捻得开，用无灰酒调。作二次服之。出脓即收口矣。

又 方

雄黄一钱　木梳内油腻二钱

上糊为丸，雄黄为衣。好酒送下，立效。

又方 不拘内吹、外吹，但囊烂不尽者治

桑黄①

上一味为末。好酒送下，取微汗为率。不愈再服，三日一服。

又 方

贝母去心

上一味为末。每日空心酒送下二钱，日一服。最忌色欲。

① 桑黄：即桑木所生之木耳。《本草纲目》卷二十八木耳引《别录》："惟老桑树生桑耳，有青、黄、赤、白者。"

妇人奶岩久不愈者

桦皮　油核桃俱烧存性　枯矾　轻粉少许
上香油调敷。

身体部

汉宫香身白玉散

白檀香一两　排草交趾[1]真者，一两

上为细末，暑月汗出，常用敷身，遍体生香。

涤垢散

白芷二两　白芨一两五钱　茅香五钱　三奈一两　甘松一两　白丁香一两　金银花一两　干菊花一两　辛夷花一两　羌活一两　蔷薇花一两　独活一两五钱　天麻五钱　绿豆粉一升　石碱五钱　马蹄香五钱　樱桃花五钱　雀梅叶五钱　鹰条五钱　麝香一[2]钱　孩儿茶五钱　薄荷叶五钱

上共为细末。以之擦脸、浴身。去酒刺、粉痣、汗斑、雀斑、热瘰，且香气不散。

透肌香身五香丸[3]治遍身炽腻[4]，恶气及口齿气

丁香　木香[5]各一两半　藿香叶三两　苓陵香三两　甘松三

---

① 交趾：又名"交阯"，中国古代地名，位于今越南社会主义共和国。

② 一：原脱，据江户抄本补。

③ 透肌香身五香丸：《普济方》卷一五六作"五香丸"，《圣济总录》卷一一八作"七香丸"；《竹屿山房杂部》卷八居室事宜、《鲁府禁方》《串雅内外编·外编》卷三作"香身丸"；《医方拾锦》作"天香散"。

④ 炽腻：《竹屿山房杂部》作"炽气"。

⑤ 木香：《千金》卷六五香丸、《圣济总录》卷一一八七香丸作"青木香"。

两　白芷　香附子　当归　桂心　槟榔　麝香半两　益智仁一两①　白豆蔻仁二两

　　上件为细末，炼蜜为剂，杵一千下，丸如梧桐子大。每噙化五丸②，当觉口香，五日身香，十日衣香，二十日他人皆闻得香。

利汗红粉方③

　　滑石一斤，极白无石者佳，研细，用水飞过，每一斤配后药　心红④三钱　轻粉五钱　麝香少许

　　上件研极细用之。其粉如肉色为度。涂身体，利汗⑤。

挹汗香⑥

　　丁香一两

　　上为细末，以川椒六十粒擘碎和之，以绢袋盛，佩之。绝无⑦汗气。

----

　　①　益智仁一两：《普济方》《圣济总录》无。《多能鄙事》卷六理容体肌发方作"益智仁各一两"，且置于"麝香"之前，义长可从。
　　②　五丸：《竹屿山房杂部》作"一丸"。
　　③　方：《香乘》卷十九涂傅之香作"香"。
　　④　心红：又名"银朱"。是硫黄同汞升炼而成的中药，色红，有一定腐蚀性和毒性，多作外用。
　　⑤　利汗：此前《香乘》有"香肌"二字。
　　⑥　挹汗香：《居家必用》庚集作"贵人挹汗香"。
　　⑦　绝无：《居家必用》作"永绝"。

洗澡方①

干荷叶二斤　稿本②一斤　苓香草一斤　茅香一斤　藿香一斤　威灵仙一斤　甘松半斤　白芷半斤

上剉粗末。每用三两或五两③，以苎布袋④盛，悬锅内煮数沸，用水一桶，避风处浴洗。能凉皮、香皮、住痒⑤。

洗浴去面上身上浮风方

煮芋汁洗。忌见风半日。

治女人狐臭方

乌贼鱼骨三钱　枯矾三钱　密陀僧三钱

上为末。先用清茶洗胁下，后以此末擦之，屡验。

治狐臭方

以白灰用隔一二年陈米醋和敷腋下。

又　方⑥

用蜜陀僧入白矾少许为细末，以生姜自然汁调，搽腋

---

① 洗澡方：本方方名《御药院方》卷八作"澡洗药"。
② 稿本：即藁本。下同。
③ 三两或五两：《御药院方》作"二两"。
④ 苎布袋：《御药院方》作"生绢袋"。
⑤ 凉皮香皮住痒：《御药院方》作"光腻皮肤，治一切诸风，遍身瘙痒"。
⑥ 又方：《普济方》卷一五六引《德生堂》作"治体气臭者"。

下。悉更去旧所服衣。七日后，以生姜汁水调方寸匕食之。

治女人下部湿癣神方①

芙蓉叶不拘多少，阴干

研绝细末。先洗癣净，略用沥油涂之，后掺药末于上。二三次即结靥，妙不可言。

治白癜风②方

生姜蘸硫黄于上擦之，即愈。

女人面上及身上紫癜风方

硫黄醋煮一日，一两　海螵蛸③

上为末。浴后以生姜蘸药熟擦患处。须谨风少时。数度断根。

治针入皮肤方

不问远年近日，酸枣烧灰存性，温酒送下。在上食前服，在下食后服。觉额痒，即从原入处出。

---

① 治女人……神方：《普济方》卷二七二作"治腮颔肿痛，或破成疮"。

② 白癜风：《是斋百一选方》（宋·王璆，日本宽政十一年覆元刻本。以下简称"《百一》"）卷十作"紫白癜风"。

③ 海螵蛸：此下江户抄本有"三枚"；《卫生易简方》卷六有"三个"二字，义长。

衣香方

零陵香　茅香各三两　三奈子半两　木香一钱　大黄　甘松　白芷　牡丹皮　丁香四十九粒　松子　樟脑一钱五分

上剉碎用之。

又　方

甘松　三奈　细辛　辛夷　小茴①　大茴　稿本　官桂　白芷梢　细豆茅香　丁香　木香　樟脑　檀香　麝香　大黄　羌活　藿香叶

上件为细末，后入脑、麝。佩带，妙。

又　方

茅香四两　零陵香二两　藿香　甘松一两　三奈三钱　木香七钱　檀香五钱　牡丹皮　藁本五钱　白芷　千金草②　台芎　独活各二两　辛夷三两　大黄一两　丁皮五钱　官桂五钱

上为细末。连包裹用之。

梅花衣香

零陵香　甘松　白檀　茴香微炒③，各半两　丁香五钱④

---

① 小茴：江户抄本无此二字。

② 千金草：即兰草。《增补内经拾遗》："方虚谷言：古之兰草，即今之千金草，俗呼为孩儿菊。"

③ 茴香微炒：江户抄本无此四字。

④ 五钱：《居家必用》作"一分"。

木香一钱　脑　麝各少许

上依常法用之。

熏衣香①

丁香　笺香　沉香　檀香　麝各一两　甲香②三两

上为末，炼蜜湿拌，入窨一月。

又　方

玄参半斤，水煮再用，炒干　甘松四两，净　白檀二钱，炒

麝香　乳香各二分半，研入

上为末，炼蜜丸如弹子大。若用熏衣，先以汤一桶置熏笼下，以衣覆上，令润了，却便将香自下烧，则衣气入也。

熏衣笑兰香

霍苓松芷木茴丁，矛赖樟③黄和桂心，

①　熏衣香：《居家必用》作"蜀王熏御衣香"。

②　甲香：古代的一种香料，为南方所产一种海螺的厣甲，其本身并不具香味，但作为"合香"使用，即与其他香料合在一起，能让其他香料香气更香。如《本草纲目》卷四十六海螺："（苏）颂曰：海螺即流螺，厣曰甲香。生南海，今岭外、闽中近海州郡及明州皆有之。或只以台州小者为佳。其螺大如小拳，青黄色，长四五寸，诸螺之中，此肉味最厚，南人食之。"《南州异物志》云："甲香，大者如瓯面，前一边直擗，长数寸，围壳岨峿、有刺。其厣杂众香烧之益芳，独烧则臭。今医家稀用，惟合香者用之。又有小甲香状若螺子，取其带，修合成也。"《居家必用》治甲香法："须拣如龙耳者好，自余小者次也。取一二两以来，先用灰汁一碗，煮尽后用酽肉，方同好酒一盏煮尽，入蜜半匙，炒如金色。"

③　樟：《事林广记·后集》卷十作"苇"。

檀麝桂①皮加减用，酒喷日晒绛囊盛。

上制法：苓苓香以苏合油揉调匀，松、茅酒洗，三赖米泔浸，大黄蜜同蒸，麝香逐裹俵入。若熏衣加姜蚕，常带加白梅肉。

熏衣除虱

用百部、秦艽捣为末，依焚香样，以竹笼覆盖放之。

洗衣香

牡丹皮一两　甘松一钱

上捣为末。每洗衣最后泽水入一钱。

敷衣②香粉

青木香　麻黄根　英粉③　甘松　附子炮　零陵香藿香各等分

上为末。浴罢，以生绢袋盛，遍身扑之。

---

① 桂：《事林广记》作"牡"，义长。
② 敷衣：《居家必用》作"傅身"。
③ 英粉：用米研制成的精细白粉，古代浴后用以敷身，光润皮肤。《齐民要术》卷五作米粉法："英粉，米心所成，是以光润也。"

手足部

寒月迎风令手不冷方

以马牙硝为末。唾调涂手及面上。

女人冬月手指冻裂方

白及 不拘多少

上为细末。调①涂裂处，妙。

又　方②

羊、猪髓脑涂亦妙。

又　方③

大黄水磨，敷上亦妙。

天下第一洗手药

入腊后，买猪胰脂愈多愈佳，剁极细烂，入花腻④拌

---

①　调：此前《卫生易简方》卷八有“水”字。

②　又方：《卫生易简方》卷八作“治手足皲裂血疼痛及冒涉冻凌，面目手足皲坏疼痛”。

③　又方：《普济方》卷三〇〇作“治冻疮皮肤破烂，痛不可忍者”。

④　花腻：未详何物。考《千金翼》卷五澡豆方中用蜀水花、木瓜花、桃花、茉莉花、梨花、红莲花、李花、樱桃花、白蜀葵花、旋覆花等花捣烂，用以洗手面，疑即为此花泥类物。

之；再剁，搓如大弹子，压扁，悬挂当道通风处待干。每用少许，如肥皂用。

香肥皂方洗面能治靥𪒟风刺，常用令颜色光泽

甘松　藁本　细辛　茅香　藿香叶　香附子　三奈　苓苓香　川芎　明胶　白芷各半两　楮实子各一①两　龙脑三钱，另研　肥皂不蛀者，去皮，半斤　白蔹　白丁香　白及各一两　瓜蒌根　牵牛各二两　绿豆一升，酒浸，为粉

上件先将绿豆并糯米研为粉，合和，入朝脑为制。

女于初束脚②苦痛难忍方

川归一钱　牛膝一钱

水一盏，煎六分，加酒少许，空心服，令血活。外用荞麦杆煮浓汤，入枯矾少许，浸之，数次痛定。

女儿捵脚③软足方又名西施软骨方④

乳香　杏仁⑤　朴硝　桑白皮各二两

---

① 一：原脱，据江户抄本补。

② 束脚：即缠足。旧时女子裹小脚。是中国古代汉族女性的一种装饰习俗，女子以布帛紧束双足，使足骨变形，脚形尖小成弓状，以此为美。起初仅限于少数人，明末至清朝时期开始在普通女性间流行，并逐渐演变成导致女性畸形的一种陋习。

③ 捵（zā 匝）脚：即旧时女子裹小脚。《验方新编》卷九即作"裹小脚法"。捵，挤压。

④ 软骨方：《事林广记·后集》卷十作"脱骨汤"。

⑤ 杏仁：此后《事林广记》有"各半两"三字，义长。

上①先以桑白皮、杏仁投新瓶中，投②水五碗，煎去小半，却入余药，紧封③瓶口，再煎片时，持起揭去封处，架足于其上熏之，待可容手，倾出，浸毕仍旧收贮。经三两日后，再温热，如前法熏洗。每剂可用三次，尽五剂则软若束绵，任其札④缚，神效。

宫内缩莲步法⑤

荞麦杆不拘多少，烧灰，用热水淋取浓汁如酽醋色方可用　白茯苓　藁本　碙⑥砂各等分

上为细末。每用三钱，煎汁三大碗⑦，于砂锅内，同煎数沸，乘常常⑧洗脚；浸涤⑨至温，又添热者，浸涤不过数次，自然柔软易札矣。或为脚面生小疮，勿疑，乃是毒气⑩出耳。却以诃子研为细末，敷之即瘥。此方出于至人，神妙之甚，不可尽述。三十岁亦可为之。

① 上：《事林广记》作"分作五剂，每剂"，义长。

② 投：《事林广记》作"汲"。

③ 封：原作"卦"，据《事林广记》改。下一个"封"字同。

④ 札：同"扎"，缠绕，捆，绑之义。下同。

⑤ 宫内缩莲步法：《竹屿山房杂部》卷八居室事宜作"金莲稳步法"；《居家必用》庚集闺阁事宜作"宫内缩莲步捷法"。

⑥ 碙：同"硇"，即硇砂。

⑦ 煎汁三大碗：《竹屿山房杂部》作"同灰汁三碗"；《居家必用》作"用前灰汁三大碗"。均义长。

⑧ 乘常常：《居家必用》作"乘热如常"，义长。

⑨ 浸涤：《居家必用》作"淋渫"。

⑩ 毒气：《竹屿山房杂部》作"药气"。

玉莲飞步散[①]

煅石膏五钱　滑石一两　白矾少许

上件为细末。专治脚指[②]缝烂，瘙窝侈粘清[③]，有妨札缚。每用干掺患处，立验。阴汗尤妙。

金莲稳步膏

黄柏　黄连　荆芥穗　黄丹各等分

上方为细末。专治阒甲[④]痛不可忍，及脚指缝肿烂，不容包束。少许干掺患处，神效。

又　方[⑤]

地骨皮同红花烂研极细，如鸡眼痛处敷之，成疮者即结靥[⑥]。

金莲生香散

黄丹一两　甘松五钱　枯矾一钱

共为细末。五六日一洗，敷足指内，转秽为香，绝

---

① 玉莲飞步散：本方方名，《事林广记》作"玉屑飞云散"。

② 指：原作"脂"，形近之误，据《本草纲目》卷九引《集简方》"治脚指缝烂"改。

③ 瘙窝侈粘清：《事林广记》作"痒腐液粘渍"，义长可从。

④ 阒甲：即嵌甲，趾甲陷入肉中。

⑤ 又方：《居家必用》作"金莲稳步膏"，未见上一个"金莲稳步膏"内容。《验方新编》卷八作"脚生鸡眼"。

⑥ 结靥：此前《居家必用》有"次日"二字。

妙。黄丹一味亦妙。

鸡　眼

荸荠

上捣烂①。敷患处，以绢缚上。

治足生鸡眼

以黑白虱各一枚，置患处，缚之，立愈。

女人脚上鸡眼、肉刺痛方

黄丹　枯矾　朴硝各等分

上为末②。若剪伤者，用炒葱白涂之即愈，神效。

治石瘊、肉刺方

茛菪根上汁，涂痛处，立止。

治阙甲方

胡桃皮烧灰贴之，立愈。

又　方

乳香末，掺之。血竭尤妙。

---

① 上捣烂：本方用法，《验方新编》作"荸荠一个，荞面一钱，共捣融，贴上一昼夜，自落"。

② 上为末：此下《多能鄙事》卷六经效方有"搽之。待一日后浴之"。

远行令足不茧疼方①

防风　细辛　草乌<small>一方用藁本</small>

上为细末，掺鞋底。草履则以水沾之。

治足冻疮

以腊月鸭脑髓涂疮，即愈。

治足冻疮方

以秋茄树根煎，温洗。

---

① 远行令足不茧疼方：《百一》卷十一作"治远行脚肿痛方，用之可行千里，轻便甚妙"；《串雅内外编·外编》卷四作"千里鞋，治远行脚肿"。

阴 部

女子初嫁阴中痛方①

海螵蛸，烧，末。空心酒调一钱，日进二次，即愈。

又 方

川牛膝五钱

用酒半盏，水半盏，煎六分，空心顿服。外用青布包炒盐熨之，即愈。

女人交接苦痛出血方

桂心三分　伏龙肝一钱

共为细末。空心温酒调。性热者不宜。

又洗方②

黄连六钱　牛膝　甘草各四钱

共用水二碗煎。洗之，日三度。

---

① 女子初嫁阴中痛方：《千金》卷三"杂治第八"作"治小户嫁痛方"。

② 又洗方：《千金》作"治合阴阳辄痛不可忍方"。

女人交接阳道壮大及他物伤犯，血出淋沥不止方①

釜底墨②　葫芦汁③

和匀敷之。或发灰、青布灰、鸡冠血敷，俱妙。

女人阴中肿痛或生疮方

黄连二钱　龙胆草一钱　柴胡一钱　青皮三分

水一盏煎，空心顿服。肿甚，加大黄一钱。忌酒并辣物。有孕除大黄。

又阴中④肿痛妙方

白矾二钱　甘草二钱　大黄二钱

为末。水调，搓作长条，用薄绵裹阴中。外用菊叶煎汤洗，大马鞭草捣烂涂之，日两度即效。

又　方

铁精粉敷之。

女人玉门肿痛洗方

艾叶五两　防风三两　大戟二两

---

① 女人交接……不止方：《千金》作"治童女交接，阳道违理，及为他物所伤，血出流离不止方"。

② 釜底墨：即"百草霜"，为杂草燃烧后留于锅底的烟灰。

③ 葫芦汁：《千金》作"胡麻"。

④ 又阴中：江户抄本无此三字。

煎汤。日洗三次即愈。

阴肿燥痒

桃仁_{去皮，不去尖}

上捣烂如泥。敷之。

女人阴痒方

大黄_{一钱}　黄芩_{一钱}　黄芪_{五分}　赤芍_{一钱}　玄参_{七分}

丹参_{五分}　黄连_{五分}　青皮_{三分}

为末，白酒调，每次一钱，空心服。有孕除大黄。

又阴痒神方

杏仁_{五钱}　麝香_{一分}

上为末。绢袋盛，烘热，纳阴中，痒即住，神效。孕忌麝香莫用。

女人阴痒不可忍方

车前草_{四两}

水五盅，煎汤熏洗。洗后用鲫鱼胆内外涂之，即住。

女人阴中有虫，痒不可忍

猪肝_{一片，三寸长}

炙香，纳阴内。少须虫随肝出。

又阴中如虫行方

桃叶_{或仁，二两}

生，捣碎，绵包，外用。桃叶汁浸过，纳阴户中即安。有孕忌用。

女人阴蚀方

狼牙_{三两}

煎浓汤，入苦酒一杯。以绵蘸汤入阴户，四五次即愈。

又阴被虫蚀，渐上至小腹内痒方

枯白矾_{不拘多少}

上为末。空心白酒调三分，日二进，其虫尽死，从小便出。

女人阴门忽生鸡冠肉或瘭方

龙胆泻肝汤加大黄一钱即消。

洗阴户疳疮方

苦参　荆芥　防风　蒺藜　羌活　蛇床①子

先煎汤，洗净，次用鲫鱼胆搽之，立效。

---

① 床：原作"麻"，据江户抄本改。

女人阴中冰冷方气血虚也

蛇床子二钱　　五味子二钱　　丁香二钱　　桂心二钱①

上为末。用绢作小袋，纳阴中。若虚怯者，服八物汤加桂半分，数服温暖。

洗宽方

石榴皮　　菊花各等分

上为细末，水一碗，煎至七分。洗阴户如童女。

女人过忍小便致胞转方此病有致死者

滑石末

葱汤调下二钱，妙。

又　方

滑②石　　寒水石　　葵子各二钱

煎服。即利。

又　方

包茶箬叶烧灰　　滑石

沸汤调二钱亦妙。

---

① 二钱：江户抄本作"一钱"。
② 滑：此前原重一"滑"字，据江户抄本删。

睡中遗尿

用燕窠中草①土为末，不②语而食之。

省溺_{此女人出外之良方}

生银杏七枚，食之，则终日不欲解。

女人阴毛生虱方_{即八脚子也}

生白果研烂，擦之愈。

又　方

百部汤洗亦妙。

治阴毛中生异虱

用银杏捻碎揩擦，即绝其根。

---

① 燕窠中草：即《本草纲目》卷二十一之"燕蓐草"，《千金》卷二治妇人遗尿方作"胡燕窠中草"。内服治遗尿，外用能美容。
② 不：江户抄本作"为"。

经血部

治女人经次不行①

经年积血在关元，昼夜停深②不得眠，
青皮乌药姜香附，莪术三棱方得全。姜即干姜也

治女人经次不调

条芩一两切作片子，老酒昼晒夜浸三③昼夜，捞出晒干

为极细末。待经来二日，服之五分，无灰老酒送下。
第三日服之一钱。

治血淋

阿胶二两，麸炒　猪苓　滑石　泽泻各一两　赤茯苓一两
车前子五钱

上㕮咀。每服三钱，白水煎，五更早服。

血　崩

兔头一个
上烧灰为末。好酒调下。

---

① 治女人经次不行：本方方名，《医方类聚》卷二一八引《仙传济阴
方》作"立效散"。
② 昼夜停深：《急救仙方》（明·佚名，正统道藏本）卷五作"日夜呻吟"。
③ 三：江户抄本作"一"。

女人血崩不止方_{此名一笑散}

新绵一口①

上烧为末。空心白酒调下，立止。

赤白带下

白芍二两　干姜五钱

上为末。每服三钱，米饮下。二服一日，忌生冷。

妇人白带

羊眼豆花②不拘多少，紫花不用

上为末。酒下；或炒米煮饮，调末二钱，入炒盐少

许，空心数服即效。

又　方

白鸡冠花阴干

上为末，空心酒下。

---

① 一口：江户抄本作"一两"，《普济方》卷三二九作"一握"。均义长。

② 羊眼豆花：江户抄本作"半眼豆花"。查遍历代本草、方书，均无
"羊眼豆花"或"半眼豆花"之记载，疑有误。考《世医得效方》（元·危亦
林，元至正五年刻本。以下简称"《得效》"）卷十五有豆花散：白扁豆花
（焙干，紫者不用）。上为末。炒米煮饮，入烧盐少许，空心数服，治"妇女
白崩不止"。与本方诸多吻合，故"羊眼豆花"应为"白扁豆花"之讹。

胎 部

女人无子秘方

正月雨水①

夫妻各饮一杯，合房，当时有子。简易屡验，价值百金。

女人妊娠小便不禁方

桑螵蛸十二枚

上为末。分作二服，米饮下，立住。

治有孕咳嗽

贝母去心，麸皮炒令黄

上麸皮为末，研，砂糖拌匀，丸如鸡头大。含化，神效。

胎 动

砂仁

上捣烂，煎汤服之，即定。

---

① 正月雨水：本方出唐·陈藏器《本草拾遗》(见《本草纲目》卷五，亦见于《证类本草》卷五)。明·虞抟《医学正传》卷一："古方谓妇人无子者，于立春日清晨以器盛空中之雨水，或此日百草晓露之水，夫妻各饮一杯，还房，当即有孕。取其资始资生发育万物之义耳。"

治触动胎气腹痛下血

缩砂不拘多少，于熨斗内炒透，去皮取仁

上研为末。每服二钱，热酒调下。

治胎漏

葱白一把

上浓煎汁饮之，甚效。

治死胎产母寒战便是

鱼胶^①黄干者，三钱，炒黄研末　麝香三分

上为末。以好酒送下。酒用铁炉烧红，置碗中，
浇热。

治下死胎^②

麝香五分，另研　官桂末三钱，和匀

---

① 鱼胶：即鱼鳔胶。中医常以此药治难产，下死胎。如《慎斋遗书》卷十"难产散"以鱼胶五钱（炒成珠），穿山甲二钱（炒成珠），为末，滚酒送下。治难产。《胎产秘书》卷中"经验催生秘方"用鱼胶一两，用红棉布一尺卷鱼胶，以罐盛贮，封固，火煅存性为末，每服一钱，用香油、蜜、酒各半盏调服，治孕妇胞浆破，沥干不下者。与本方类似的有《医林绳墨大全》卷九"难产夺命丹"：好鱼鳔不拘多少（用香油灯火上众手捻烧，令焦色存性，碾成细末，取一钱），麝香三厘（研入末内），上药拌匀。再以蜡调服，自然易产；如再迟阻，少顷刻一服，即效。主治难产坠下者。

② 治下死胎：本方即著名下死胎方剂"香桂散"（见《医方类聚》卷二二九引《济生》），又名"单桂饮"（《朱氏集验方》卷十）、"桂心散"（《医方类聚》卷二二九引《王氏集验方》）、"桂香散"（《医方类聚》卷二二九引《胎产救急方》）、"夺命散"（《医方类聚》卷二二九引《徐氏胎产方》）。

上作一服，温酒调下。须臾，如手推下。未放再服。

又　方

儿印①不以多少，黄色者，去毛

上研为末。每服二钱，酒一盏，煎八分，通口饮，立
效如神。

治横逆手足先出或子死腹中

用灶中心对锅底下土，细研。每服一钱，酒调②。

横生倒养

葱七茎

上葱七茎，只将六茎捣烂，一茎不捣。煎汤入桶内，
令产妇跨坐，将那一茎不捣的吃下，立生。

　　① 儿印：不详何物。查遍历代本草、方书，均无此药记载，疑传抄之
讹。经考，与本方类似的记载可见《妇人大全良方》（宋·陈自明，四库全
书本）卷十七"产难子死腹中方论第五"之"一字神散"："治子死胎不下，
胞破不生。此方累有效，救人几万数。鬼白（黄色者，去毛）不拘多少，碾
为末，以手指捻之如粉，极细为度。每服二钱，用无灰酒一盏，同煎至八分，
通口服。立生，如神。"据此，"儿印"当为"鬼白"之形误。
　　② 酒调：此下《本草纲目》卷七引《十全博救方》有"仍搽母脐中"
一句。

治逆生，须臾不救，母子俱亡①

蛇壳②一条　蝉壳十四个③　头发一握

共烧为灰。分二服，酒④调，并进二服。仰卧，霎时⑤。或用小绣⑥针于小儿脚心刺三七刺，用盐少许擦刺处，即时顺生，母子俱活。

催生丹

五月以前老鼠，取阴子⑦，去皮膜，和末研捣烂⑧，为丸如黄豆大。临产时，以温酒送下。男左女右，捻药产出⑨，神效异常。

---

① 治逆生……俱亡：本方方名，《得效》卷十四作"蛇蜕散"。逆生，指难产。《得效》："妊娠欲产时，不肯伸舒行动，多是曲腰眠卧忍痛，儿在腰中，不能得转，故脚先出，谓之逆生。"

② 蛇壳：《得效》作"乌蛇蜕"；《急救良方》（明·张时彻，明嘉靖二十九年刻本）卷二作"蛇蜕"。

③ 个：原作"各"，据《得效》《急救良方》改。

④ 酒：此前《得效》《急救良方》有"温"字。

⑤ 霎时：此下《急救良方》有"儿即顺生"四字，义长。

⑥ 绣：《得效》《急救良方》作"绢"。

⑦ 阴子：睾丸。

⑧ 和末研捣烂：本方组成中并无药末，恐有遗漏。《何氏济生论》卷八"催生鼠肾丸"方中有"朱砂、明雄黄、真琥珀、麝香"，可参。《仙拈集》卷三"鼠肾丸"有取鼠肾法："捕雄老鼠，将头藏入竹筒内，以快刀割开皮，取肾一对，去红筋，用硬肉，共前药捣匀为丸。"

⑨ 男左女右捻药产出：古代讹传，难产者经服药催生后，可在新生儿（男左女右）手中找到所服药丸。如下文"兔脑催生丸"："男左女右，手中握之而出。"又如《普济方》卷三五六"走马催生丹"："不久产下，便于儿手内取丸药，男左女右，手中把出。"

又　法

剪黄历面上印信，填写本处巡按官衔。催生，烧灰以酒服之，即下。

又　法①

以其夫裤带，剪寸许，煎汤服之，即下。

兔脑催生丹②

十二月兔脑_{去膜，研如泥}③　通明乳香_{一钱，研细}④　母丁香_{一钱，为末}　麝香_{一钱}⑤，_{研细}

上以乳、麝、丁香拌匀，入兔脑髓，和丸鸡豆⑥大，阴干，油纸密封固。临产服一丸，温水送下，立产。男左女右，手中握之而出，即效。

---

①　又法：此方《证类本草》卷十五作"夫衣带，主难产。临时取五寸，烧，为末，酒下。裩带最佳。"

②　兔脑催生丹：本方即《太平惠民和剂局方》（宋·陈顺文等，元至正二十六年刻本。以下简称"《局方》"）卷九"催生丹"，为中医学史上著名催产方剂。又名"神效催生丹"（《卫生家宝产科备要》卷六）、"顺生丹"（《校注妇人良方》卷十七）、"兔脑丸"（《医学六要》卷七）、"催生丸"（《良朋汇集》卷四）、"兔脑催生丹"（《女科指掌》卷四）、"催生兔脑丸"（《灵验良方汇编》卷上）、"手握丹"（《胎产心法》卷四）、"速产兔脑丸"（《饲鹤亭集方》）等。主治"产妇生理不顺，产育艰难，或横或逆"。

③　十二月……研如泥：《局方》作"兔脑髓，腊月者，去皮、膜，研"。

④　通明乳香……研细：《局方》作"乳香，别研极细，一分"。

⑤　一钱：《局方》作"一字"。

⑥　鸡豆：《局方》作"鸡头瓤"。

胞衣不下①

半夏② 白蔹各一两

上为末。每服一钱。难产一服，横生二服，倒生三服，儿死四服③。神效。

又 方

蓖麻子④十四粒，去壳

上捣烂，以白面⑤和成膏，贴脚心，胞衣下，速洗去。如肠出，即以此药涂顶心，回肠即效。

女人产后玉门不闭方⑥

石灰一斗

胎

部

———

五

七

---

① 胞衣不下：本方方名，《圣济总录》卷一五九作"半夏散"，注云："此方加瞿麦一两煎服尤佳"；《产宝诸方》（宋·王卿月，四库全书本）名作"半白散""二奇散"，功效："催生滑胎。"

② 半夏：此下《产宝诸方》有"汤洗七遍，切"五字。

③ 四服：此下《产宝诸方》有"如胎衣不下，血晕血迷，瘀血败血，每二钱，温酒下。一时内连两服。入生姜自然汁少许。如母气绝，加瞿麦二两服"。

④ 蓖麻子："蓖"原作"草"，形近之误，据江户抄本改。蓖麻子，即"萆麻子"。

⑤ 白面：江户抄本作"白蜜"。按：以萆麻子治疗胞衣不下、难产、子官脱垂等，出于唐代崔元亮《海上集验方》（见《证类本草》卷十一、《本草纲目》卷十七），此后历代方书均有记载，但无论是敷足心，还是敷手心、头顶，均采用捣烂直接涂敷的方法，未见用白面或白蜜调涂的记载。

⑥ 女人……不闭方：本方出《证类本草》卷五引《肘后方》，原文为"治产后阴道开不闭。锻石一斗熬之，以水二斗投灰中，适寒温，入水中坐，须臾更作"。其中"锻石"即熟石灰。该方至丹波元简的《产科发蒙》（1795年）始定名为"石灰汤"。

用石灰于锅中炒令黄色，以水二斗，投入灰中，放冷澄清去灰。再用暖过，将玉门坐温汤中，以手掬洗，须臾门敛。

又　方

白矾　瓦松　石榴皮

煎汤洗之。

女人产后肠脱不收方

香油①五斤

上炼熟。以盆盛，候温，却令产妇坐油盆中；半饷②，吹皂角末鼻中③，令妇作嚏，其肠立上。

治产后子肠出不能救④者

枳壳去瓤，二两

上煎汤。温浸，良久即入。

---

①　香油：据《本草纲目》卷二十二，香油即胡麻油，又作芝麻油。

②　半饷：《证类本草》卷第二十四引《斗门方》治产后脱肠不收作"约一顿饭久"，义长。

③　吹皂角末鼻中：《证类本草》引《斗门方》作"用皂角炙令脆，去粗皮，为末，少许吹入鼻中"。

④　产后……不能救：《本草纲目》卷三十六引《袖珍方》作"产后肠出不收"。

女人产后小便不禁方

鸡屎①烧灰

上为细末。空心酒调一钱，即住。

女人产后肠中痒②不可忍方

针线袋一枚

以袋暗安于产妇所卧褥下，勿令知之，痒即住。

女人产后遍身如粟粒热如火方③

桃仁二两

上研烂，用猪脂调敷。日敷三次，粟退热除。

---

① 鸡屎：鸡屎治疗产后小便不禁，出唐·昝殷《产宝》，轶文见《本草纲目》卷四十八："产后遗溺不禁：鸡矢烧灰，酒服方寸匕。"但自《素问》鸡屎醴治疗"心腹满，旦食不能暮食，名为鼓胀"始，鸡屎多用于通利大小便，李时珍注云："鸡屎能下气消积，通利大小便，故治鼓胀有殊功。"故此处疑误。考《外台》卷三十四引《广济》疗产后小便不禁方作"取鸡尾烧作灰，酒服"；《外台》引《小品》疗产后小便不禁方作"取鸡子烧作灰，酒服"。供参考。

② 产后肠中痒：《本草纲目》卷三十八引《拾遗》作"产中肠痒"。

③ 女人……如火方：本方以桃仁、猪脂调敷治产后身热，用药与病情不治。考中医古籍，本方出自《证类本草》卷二十三引《千金方》，但《千金》并无类似记载，仅卷六有用本方"治冬月唇干坼血出"。后世医书亦引用以治唇裂，如《普济方》卷五十八引《海上方》桃仁膏。故疑《证类本草》有误。

女人产后血晕筑心眼同①风缩欲死方

荆芥穗末二钱

以童便调下②。

治产后血晕，心闷气绝，腹内恶血不尽绞痛

用红花酒煎③，或以藕汁二次④饮之，效。

---

　　① 眼同：《证类本草》卷二十八引《图经》作"眼倒"；《普济方》卷三四八引《仁存方》作"眩倒"。

　　② 童便调下：《证类本草》引《图经》作"童子小便一酒盏，调热服"；《普济方》引《仁存方》作"童子小便一盏，酒调热服"。

　　③ 红花酒煎：《本草纲目》卷十五引《子母秘录》治产后血晕，心闷气绝作："红花一两，为末，分作二服，酒二盏，煎一盏，连服。如口噤，斡开灌之，或入小便尤妙。"

　　④ 二次：语义不明。《妇人大全良方》卷之二十引《广济》"疗血气烦闷方"作"生藕汁饮二升甚效"，故"二升"义长。

怪异部

女人梦与鬼交方①

鹿角末

用三指一撮，和清酒，空心服一盏②，即出鬼精，神妙。

女人被精怪迷方

苍术不拘多少

上为末。酒调，空心服一钱，当有妖怪之精泄出。平胃散亦妙。

---

① 女人梦与鬼交方：本方出《肘后》卷三，治"男女喜梦与鬼通，致恍惚者"，《圣济总录》卷十四命名为"鹿角散"。

② 用三指……服一盏：《肘后》作"每服三指撮，酒调服，一日三次"。

洗练部

洗珍珠法

用乳①浸一宿。次日以益母草烧灰淋汁，入麸少许，以绢袋盛珠，轻手揉洗，其色鲜明如新。忌近麝香，能昏珠色。

洗油浸珠

用鹅鸭粪晒干，烧灰，热汤澄汁，绢袋盛洗。

洗焦赤色珠

以櫐子皮，热汤浸水洗；研萝卜，淹一宿，即洁白。

洗赤色珠

以芭蕉水洗，兼浸一宿，自然洁白。

洗犯尸气珠

以一敏草②煎汁，麸炭灰揉洗洁净。

---

① 乳：《多能鄙事》卷四洗练法作"人乳"。
② 一敏草：《居家必用》庚集洗练作"益母草"。

洗玳瑁鱼鲼①法

用肥皂採②，冷水洗之，以清水涤过，再用淡盐水出色为妙。最忌热水。

洗象牙等物

用阿胶水浸洗，刷之，然后以水洗涤。

又　方

水煮木贼令软，掇洗③，以甘草水涤之为妙。

又　方

浅盆贮水，安牙物浸之，置烈日中晒，须三五日，候莹白为度。

洗簪梳上油腻法

新瓦盛新石灰，以油渍物挥灰中，烈日暴之，翻渗去油候净，洗之为佳。

洗彩衣

凡洗彩色垢腻，用牛胶水浸半日，然后以温汤洗之。

---

① 鱼鲼（shěn 审）：鱼脑骨，亦作"鱼枕"。因其造型美观，宋以前常用作男性冠饰和女性头饰。如马王堆汉墓出土女尸的遣策有"鱼鲼""内鲼"等饰物；《水浒传》第二十九回："冠儿小明铺鱼鲼。"

② 採：江户抄本作"按"，《居家必用》《多能鄙事》作"授"，均义长。

③ 掇洗：《多能鄙事》作"擦之"。

又　法

用豆豉汤热摆，油去色不动。

洗皂衣

用栀子浓煎水，洗之如新。

洗白衣法

蔻豆稿灰①，或茶子去壳洗之。或煮萝卜汤，或煮芋汁洗之，皆妙。

又　方

取白菖蒲，不犯铁，用铜刀②薄切，晒干，为末。欲净衣服，先以末于盆中搅水③后，将衣服只可摆少时，垢腻自脱落白净，胜如皂角汤洗。

洗罗绢衣

凡洗罗绢衣服，稍觉有垢腻者，即折置桶中，温皂角汤洗之，移时频频翻覆，且浸且拍，觉垢腻去尽，却别过温汤，又浸又拍，不必展开，即搭于竹竿上，候水滴尽，

---

① 蔻豆稿灰：此四字疑讹。下文"洗垢腻污衣法"有"豆稿灰洗衣绝妙"和"茶子去壳捣烂洗甚妙"，似是此条重出。
② 铜刀：《多能鄙事》作"铜竹刀"，即铜刀或竹刀。
③ 盆中搅水：《居家必用》作"水盆内搅了"。

方将展开而晒之，不浆不熨，候干，摺拍①藏。

洗毛衣②

用猪蹄爪煎汤，乘热洗之。

洗麻衣

用大蒜捣碎，擦洗尘处即净。

洗焦葛③

用清水揉梅叶洗焦葛衣，经夏不脆。

又　方

用梅叶捣烂洗之④，垢腻易脱。

洗梅蒸衣⑤

用梅叶洗之。

---

① 拍：《多能鄙事》无此字。

② 毛衣：《竹屿山房杂部》卷八居室事宜作"毡褐衣"。又，此下《多能鄙事》、《古今医统》卷九十八通用诸方衣服类第六有"及毡"。

③ 焦葛：同"蕉葛"，《古今医统》即作"蕉葛"。葛，以葛制成的纺织品。蕉葛，葛之细者。晋·嵇含《南方草木状·甘蕉》："……其茎解散如丝，以灰练之，可纺绩为绤绤，谓之蕉葛。"《文选·吴都赋》：注："蕉葛，葛之细者。"

④ 捣烂洗之：《居家必用》作"捣碎泡汤洗衣"，义长。

⑤ 梅蒸衣：因梅雨天潮湿闷热湿热而霉变变质的衣物。宋·穆修《秋浦会遇》："梅蒸衣酿甊"，即形容梅雨天湿热熏蒸衣物污染长出霉块、黑斑。《物类相感志·衣服》（旧题宋·苏轼，清浙江巡抚采进本）："梅蒸衣以枇杷核研细为末洗之，其斑自去。"

梅蒸衣以枇杷核研细为末洗之，其斑自去。

洗黄草布

以肥皂水洗，取清灰汁浸。压，不可揉洗。

洗竹布①法

凡衣服，惟竹布不可揉洗，揉则随手断裂，须是折叠聚②，只用隔宿米泔浸半日，次用温水淋，以手压干③，晒之，则垢腻皆可尽去。

洗苎布④法

梅叶，捣取汁，以水和，浸布；后用清水漂之，带水铺净地晒干。未白，再浸再晒。

洗糨⑤铁骊布⑥法

擂松子肉洗，则滋润不脆⑦。糨时入好末茶少许，或

---

① 竹布：用竹子作原料织成的布。又称"竹疏布"。晋·嵇含《南方草木状·箪竹》："箪竹，叶疏而大……取嫩者碓、浸，纺织为布，谓之竹疏布。"

② 聚：《多能鄙事》作"起"；《古今医统》无此字。

③ 以手压干：《古今医统》作"以手按或以板夹"。

④ 苎布：用苎麻的茎皮纤维作原料织成的布帛。

⑤ 糨（jiāng 江）：用面等做成的可以粘贴东西的糊状物，现亦称"浆糊"。又同"浆"，指用粉浆或米汤浸布、衣服，使干后变硬变挺。

⑥ 铁骊布：《居家必用》作"铁力布"。以火麻为原料制成的布帛。《多能鄙事》卷四染色法·染铁骊布法："火麻纱，用桑皮、荷叶同煮，用略纺，乃壮韧。"

⑦ 擂松子肉洗……不脆：《古今医统》作"松子肉，研细，和糨中不脆"，义长。

煎茶卤搽色①，入香油一滴，薄糊糨之。

糨木绵布法

银杏研入粉，糨之，即不吸损绵绢。

浆衣法

用新松子去壳细研，以少水煮热，入浆内，或加木香同煮，尤佳。凡浆，以熟面汤调生豆粉为之极好，若用白墡土，夹浆垢腻汤洗。

洗墨污衣法

嚼酸枣②洗之妙。

又　法

半夏为末，和水洗之妙。

又　法

急用银杏去膜嚼破，揉污处，用新汲水浣之即去

又　法

嚼杏仁亦妙。久污则揉浸，少须洗之，无痕。

---

① 茶卤搽色：《多能鄙事》卷四洗练法作"煎浓茶"；《居家必用》作"粗茶卤搽色"；《古今医统》作"茶浓汁"。
② 酸枣：《古今医统》作"枣肉"。

又　方

黑牵牛一钱　草果　白芷各五分

上为末，牙刷蘸，带湿洗即脱。

衣上墨污

厚酱擂碎涂污处，半日许，沸汤洗之，即去。

洗青黛污衣法

细嚼杏仁，涂于其上，用水洗之为妙。

洗油污衣

羊筒骨烧灰，入滑石末、海螵蛸和匀，掺污处，用厚纸隔，熨斗盛火熨之。

又　方

石灰二三升，锅内炒热，将油污处于灰内摆洗，随即脱去。虽锦绣亦不作迹。

洗油污衣法

用蜜洗之妙。

又　法

即用葱白汤入瓶内，以汤瓶嘴注所污处。用人紧绷开衣服。以污去为度。更不得用手挼①洗，自然如故。

又　法

嚼萝卜吐②于其上，擦之即去，无迹。

又　法

百滚汤泡紫苏摆洗妙。

又　法

泡牛皮胶汤乘热洗之妙。

又　法

海螵蛸　滑石各等分
上二味，为末，掺而熨之。

又　法

用白墙土为末，掺少许，轻揉油随去，无迹。

又　法

用荞麦面铺上下，用纸隔定，以熨斗熨之，无迹。用米糠熨之，亦妙。

---

① 挼（ruó）：揉搓。
② 吐：江户抄本作"吹"。

衣上污油

煮酒洗之即去。

洗干红衣为油污法

用酸浆和皂角洗，干，滴少麻油揉之，其色不陈。

洗红蓝衣为油污法

用豆豉汤热摆油去，其色不动。

真紫绅①污油

山炭灰②泡汁，乘热摆之，油自去，水晒干，不可经手，绝无痕迹。

洗桐油污衣法

佛前③清净写在水中三遍，口中亦念，洗去甚妙。

洗漆污衣

用油洗，或以温汤略摆过，细嚼杏仁挼洗，又摆之，无迹。或先以麻油洗去，用皂角洗之，亦妙。

---

① 绅：《物类相感志》作"衣"。绅，古同"绸"。
② 山炭灰：《物类相感志》作"烧红炭"。
③ 佛前：《多能鄙事》作"沸煎"。

洗血污衣

用冰水①洗即净。

洗疮口脓污衣

用牛皮胶洗之。

洗粪污衣

用粪衣服埋土内一伏时，取出洗之，则无秽气。

洗黄泥污衣

以生姜②挼过，用水摆去。

洗蟹黄污衣

用蟹中腮煮之③即去。

洗牛油污衣法

嚼粟米洗之。

洗羊脂污衣法

用石灰淋汤洗之。

---

① 冰水：江户抄本作"冷水"。又，《古今医统》有洗血污衣法："以净水逐口漱过，洗之自去"；《物类相感志》则有"净水一碗，逐口漱过，吐盆内，将衣摆洗无迹；或用萝卜擦之，或纸蘸水擦无迹"等，均可参。
② 生姜：《多能鄙事》作"生姜汁"。
③ 煮之：《多能鄙事》《古今医统》作"揩之"，义长。

洗垢腻污衣法

用莙荙①灰汁浣衣，洁白如玉。

又　法

茶子去壳捣烂，洗甚妙。

又　法

豆稭②灰洗衣绝妙。

洗垢腻衾法

于霜夜，先铺禾藁于地上，如衾像样③，将火烧之成灰。来早，霜铺其上，覆以衾，候日晒，霜溶，其垢自④脱。来日翻转，再覆其上，两面皆去⑤。

洗衣上燕斑

灰苋烧灰，淋汤洗，即去。

---

① 莙荙：即莙荙菜，又名蒜菜（《别录》）、甜菜（《日华子本草》）、牛皮菜（《滇南本草》）、石菜（《本草求原》）等，民间俗称牛皮菜、厚皮菜，猪菠菜。即叶用甜菜，为黎种植物莙荙菜的茎、叶。性味甘凉，内服有清热解毒、化瘀止血功效。《物类相感志》载：莙荙菜煎汤洗布衣，垢自落。但先打湿洗之，不作二色"，可参。

② 豆稭：《事林广记·后集》卷十作"豆稭"，即豆秸，义长。

③ 如衾像样：《事林广记》作"如衾之大"。

④ 自：《事林广记》作"尽"。

⑤ 去：《事林广记》作"白"。

青苎系上日久积垢光滑

慈母竹茹①揩擦，自然洁净如故。

---

① 慈母竹茹：《竹屿山房杂部》作"慈孝竹茹"，义长。即慈孝竹制成的竹茹。慈孝竹，竹子的一种，又名凤凰竹、蓬莱竹、孝顺竹。《竹屿山房杂部》卷十种竹芦诸法："慈孝竹：夏笋出于竹内，冬笋出于竹外，有夏清冬温之情，故陆玑《草木疏》曰慈竹，又曰孝竹。《述异记》：汉章帝三年，子母竹生白虎殿前，时谓之孝竹。"又有"哭竹生笋"之说：三国人孟宗，事母至孝。母病需服鲜竹笋汤，时值严冬无笋，孟宗无计而哭，悲动天地，地出鲜笋，母病遂愈。因名慈孝竹。

藏贮部

收翠花朵法

用汉椒不拘多少，杂盒中①收贮妙。

又 方

用茱萸相杂，藏之则不生蛀，亦要勤取晒之。晒背不晒面，宜防猫，藏处又防蚁。

藏真红②衣裳法

凡真红衣服不可近麝香，能损其色。

收毡褥等物之法

若频频晒露，则蝇类遗种于中，反能速蛀；不晒则蛀愈甚，但以莽草同折摺收之，可永久不蛀。

---

① 汉椒……杂盒中：《居家必用》庚集《闺阁事宜》作"汉椒杂茱萸盒中"。

② 真红：纯红，纯正的红色。宋代以来对用红花为染料染出的颜色称之为真红。如《云麓漫钞》卷七："黄蓝……收其花，俟干，以染帛，色鲜于茜，谓之'真红'，亦曰'干红'。目其草曰'红花'，以染帛之余为'燕支（胭脂）'。干草初渍则色黄，故又为'黄蓝'也。"

又　法

五月五日，取莴苣贮厨箧中，辟^①蛀虫。

又　法

七月七日，收角蒿置毡褥、书籍中，辟蛀虫。

又　法

九月九日，收茱萸撒置厨箧中，亦可辟蛀。

又　法

青蒿子，采，置厨箧盛贮器物中，极能辟蛀。

又　法

樟脑，烧，熏衣箧、毯^②席中，可去壁虱、蛀虫。

收毡褥座等法

宜日影晒过，以细棒击其尘。有汗，则取莴苣菜晒燥，逐叶擘开，铺置背面收之，可永久不蛀。

---

① 辟：江户抄本做"碎"，下同。
② 毯：《事林广记·后集》卷十作"簟"。

跋

　　妇女秉阴，教主中馈①，曰容，曰工，四德之所兼也。第川岳之所钟，未必有厚无薄，则妍媸半焉，庸淑半焉。而后人不循壸②则不尚诚朴，往往效颦仿步③，竞为冶容以取怜。如梅花妆④、远山黛⑤、蝉翅⑥、翠钿⑦，殊令人媸笑耳，岂妇女之用宜哉。然则蓬首垢面，任其疾病狼戾⑧又不可，乃有若此帙之所列者具在，盖令人拔恶易瑕，而工容兼备也。录者诚苦心哉，不识好德之君子以为然否。

侄孙光盛谨跋

---

　　①　中馈：指妻室。宋·张齐贤《洛阳缙绅旧闻·张相夫人始否终泰》："及为中馈也，善治家，尤严整。"

　　②　不循壸："壸"疑为"壸"（kǔn 捆）之讹。"不循壸"指不遵守女性准则。"壸"，本意为古代宫中道路，借指内宫。《尔雅·释宫》："宫中衖谓之壸"，郭璞注曰："衖，阁道门"。引申为内官和女性居住的内室，代指女性，如"壸政"（宫中事务）、"壸奥"（室内深处）、"壸阁"（闺阁）、"壸闱"（闺闱）、"壸则"（妇女行为的准则）、"壸训"（为妻室者的言行仪范）。

　　③　效颦仿步：即东施效颦、邯郸学步之缩语。

　　④　梅花妆：古代妇女之妆饰，是指女子在额上贴一梅花形的花子妆饰。据《太平御览》记载，南朝宋武帝刘裕之女寿阳公主，被吹落梅花粘在额上，留下花瓣印记，众皆效仿，剪梅花贴于额，称"梅花妆"。

　　⑤　远山黛：古妇女之妆饰，是指一种淡远、细长的眉毛画法，形如远山。西汉刘歆《西京杂记》卷二："卓文君姣好，眉色如望远山。"因其美，世人争相效仿。汉伶玄《飞燕外传》："女弟合德入宫，为薄眉，号远山黛。"

　　⑥　蝉翅：即蝉鬓，亦作"蝉髻"。古代妇女之妆饰，是指妇女发型，将鬓角处的头发，向外梳掠得极其扩张，形成薄薄一层，同蝉翼相仿佛，故称。晋·崔豹《古今注·杂注》："缥缈如蝉翼，故曰蝉鬓。"

　　⑦　翠钿：翠玉制成的花朵形的首饰。

　　⑧　狼戾：犹言"狼藉"。《孟子·滕文公上》："乐岁粒米狼戾。"赵岐注："狼戾，犹狼藉也。"

校注后记

　　《香奁润色》成书于明神宗万历年间（1573～1592），全书分列头发部、面部、瘢痣部、唇齿部、乳部、身体部、手足部、阴部、经血部、胎部、怪异部、洗练部、藏贮部共13部，按部收方，辑录了大量的美容保健方，涉及美发白面、玉容驻颜、白牙润唇、美手香身、收藏器物及经带胎产疾病治疗等方面。从妇人日常生活相关的各个角度汇集总结明代之前以及当时的中医美容保健及医疗经验，具有较高的生活指导价值。书中保存了大量散佚古籍中的内容，在中医美容史上起到承上启下的桥梁作用。

　　通过对该书作者胡文焕的生平及著作、《香奁润色》成书背景、版本源流传承、校勘训诂、用药特色、方剂考证等方面的梳理分析，总结《香奁润色》的学术经验、学术价值、学术思想，追溯明代美容学源头和中国古代美容学术发展轨迹和脉络。发现《香奁润色》文献价值及对当代美容临床实践的启示，对于现代研发中医美容方药及技术有一定参考作用。

一、作者胡文焕生平与著作考

（一）生平考

　　胡文焕，史书无载，具体生卒年不可稽考，但其生平事迹可从其撰辑、刻印、出版的大量古籍和相关文献中获悉。

胡氏为明代著名藏书家、作家和出版家，兼通医学。校考胡氏所刊刻古籍，载有年月的序跋共49条，如：1592年，胡氏收集前人养生佳作与家藏旧籍三十余种校刊，命为《寿养丛书》；1603年，胡氏从已刊行的古籍中汇百种，命为《百家名书》；1609年，胡氏在已出版的古籍中选出一百四十种，名为《格致丛书》。由此推断出胡氏生活于明神宗万历年间，即公元1573～1620年前后。

胡文焕曾就读于明代最高学府——国子监，最高学历为"诚心堂"监生。如：《大明一统赋》卷端题："国子监学正臣莫旦谨撰，国子监监生臣胡文焕谨校"；《新刻土范》及《新刻文字谈苑》卷端题为："诚心生钱唐胡文焕校"。"诚心生"即"诚心堂监生"——"明国子监按学业程度分班，依考试成绩升级。国子监学生共分六堂，以正义、崇志、广业为初级，以修道、诚心为中级，以率性为高级"。胡氏还做过县丞一类的小官，据《道光耒阳县志》卷十一职官·县丞记载："胡文焕，号全菴，浙江钱唐人，监生，万历四十一年（1613）任。"任湖南耒阳县丞之后不久，转赴兴宁担任知县一职，《光绪兴宁县志》卷十一秩官记载："胡文焕，字德甫，钱唐县监生，万历间由耒阳县丞署兴宁，存心清洁，运政平民，不两月民颂大兴。"但自知县后，胡氏任官的事迹无考。

胡文焕佛道儒三教兼修，曾自注曰："三教一家，号曰全庵。"胡氏还有十多个其他别号，散见于其所刻之书的卷端及序跋等处，如：西湖醉渔、全庵子、全庵道人、全庵居士、全庵道玄子、洞玄子、洞玄道人、守拙道人、守拙道人全庵子、全道子、觉因、百衲主人、泰安子。而胡氏所刻书籍所署堂号，如"文会堂""白下思莼馆""洞玄山房""觉因山房""益寿堂""全初菴"等，均带有浓厚的道教、佛学、儒家色彩。

"今海内书，凡聚之地有四：燕市也，金陵也，阊阖也，临安也"，北京、南京、苏州、杭州为明代四大图书出版贸易中心。胡氏于万历、天启年间在杭州建藏书楼文会堂，在南京白下设立思莼馆，同时胡氏又为南京国子监监生，因此胡氏刊刻、出版、流通古籍多在杭州、南京。

胡氏一生刻书多达600种，1300卷，多为大型丛书。如《格致丛书》《百家名书》《寿养丛书》。"杭州书肆中刻书最多的是胡文焕的文会堂，明人称胡文焕板"。胡文焕板版式自成一体，数量之广，影响深远。虽然后人对于胡氏评价褒贬不一，《四库全书总目提要·子部·杂家·杂编》认为胡氏所刻之书为"坊贾射利之本，杂采诸书，更易名目"，颇多贬损；而《武林藏书录》则称颂曰："文会堂藏书，设肆流通古籍，刊《格致丛书》至三四百种，名人贤达多为序跋。自著《琴谱》六卷，凡分十八条，皆论琴，后十一条，皆论鼓琴之事。"今人李致忠认为："明人刻书较粗糙，但是正因为刻书多，保存了大量古籍。"不可否认，胡文焕的刻书保存了大量的珍本古籍文献，虽有讹谬，但是其刻书的功绩，应当给予肯定与重视。

胡文焕博学多识，喜研医学，研修佛道，评鉴古玩，鉴赏琴曲，雅好茶道，博学善思，兴趣爱好广泛，所刻之书多与其兴趣有关。

胡氏崇尚佛道，"雅好诵门中经""杜门诵佛经，大觉有意味"，刊刻《太微仙君功过格》《赤松子中诫经》等道经，《禅学》《禅警》《禅考》等佛书。亦喜医书方药，他习医研经，不仅为了通晓玄机，更为了养生延寿。胡氏本身体弱多病，故对于延年益寿之理论颇多研究，编纂校刊的医书颇丰，《寿养丛书》收录养生专著34种，68卷。据《柬庄修父》"不佞近得心疾……期先生惠我药石"之言，胡氏还能遣方用药，给人治病。除此之外，对茶、酒的研究也有造诣，如《茶集序》"医家论茶性寒能伤人脾，独予有诸病必籍为药石，每深得其功效。"《类修要诀后言·心丹歌》"天生我才必有用，肯教虚负天生才。我负才兮因嗜酒，极能溃胃休沾口。"《浪淘沙·道情》"因病揽年华，愿学仙家。从今戒却酒与花。"

胡氏好琴律乐音雅，喜制琴。《文会堂琴谱》"胡氏文会堂自制诸琴名色"，收载自制琴共84张，"皆陆续或馈或货讫"。故又别号抱琴居士。

（二）著述考

胡文焕志在著述，《读书说》自称"矢心穷力以笔耕，以书为儗，不问寒暑，夜以继日，形容为之憔悴"。胡氏不仅以刻书闻名，而且留下了大量自己的著作。胡氏著作包括编辑、补、编、辑、校辑、校编、纂、纂辑、纂校、编著、类编、汇编、汇选、选辑、选、校选、校删、校补等多种形式。《两浙著作考》著录11种，《浙江通志》20种，《千顷堂书目》11种，《杭州府志》28种，《中国丛书综录》14种26卷，《中国丛书综录补正》16种67卷，

《中国古籍善本书目》49种，《中国丛书广录》140种210卷。另外，王宝平列出胡氏著作书名共64种，向志柱则整理出胡文焕著作86种，涉及养生、医学、经训、评诗、训诫、艺玩、掌故、律例、韵学、尺牍、金石、地舆、史学、类聚、儒家、诸子、农学、论文、校选等，以及丛书、类书。著述之巨，涉猎之广，足证胡氏博学多才。

二、成书背景及著述起因

（一）政治、经济、文化的发达

《香奁润色》成书于明神宗万历年间，这一时期正是明朝政治稳定、经济鼎盛时期，众多社会因素对于《香奁润色》的成书、刊行起到了推动作用。

有明一代，自朱元璋改朝换代，朱棣稳固政权，开创"永乐盛世""家给人足""赋入盈羡"，经济日趋富足。至明中期，名臣张居正、名将戚继光等各类人才，内推改革，外固疆土，社会生产力得到稳定、持续的发展，产生了资本主义萌芽，出现了农产品和家庭手工业品的商业化，尤其江浙、徽州一带空前规模的工商业经济，为科技和文化的进步奠定了基础，也促进了医药学科的发展。

明朝相对宽松、稳定的政治环境和昌盛的经济环境造就了当时的天文、地理、航海远洋、数学、农业、文学、工艺等科学技术的迅猛发展，取得许多瞩目的成就，涌现了一大批科学家和文学家。徐光启修《崇祯历书》，编《农政全书》，引进西方数学天文知识和地理经纬度的概念；郑和七下西洋，促进航海科技和外交事业。引进玉米、甘薯、花生、烟草等新物种，开启农业新天地。宋应星《天工开物》被称为"中国17世纪的工艺百科全书"。明代文学艺术繁荣，小说、戏曲成就瞩目。四大名著《三国演义》《水浒传》《西游记》《金瓶梅》以及戏曲《牡丹亭》，百科全书式的《永乐大典》，都是历史上登峰造极的巨著。美容专书《香奁润色》诞生在这样的时代背景下，是与时代进步分不开的。

同时，明代医学的进步是全方位的。完善医事制度，明确医学分科，设立医药行政管理机构——医学提举司，中央设有太医院、御药局、生药库、御药房，地方设有惠民药局。明代太医院分为十三科：大方脉，小方脉，妇人，疮疡，针灸，眼，口齿，接骨，伤寒，咽喉，金镞，按摩，祝由。政府对于医药人才的培养选拔进行严格的审核，"凡医家子弟，择师而教之，三年五年二试，再试，三试，乃黜陟之"。考核导致了医学教育的发达，出版了大量浅显易懂的医学读本。《香奁润色》正是在此背景下应运而生。

明朝是世界经济、文化、医学的中心，除了将中医学辐射、扩散至全世界，也从各国获取了大量的医学知识和药物资源。在日本，李东垣、朱丹溪的思想大行其道，《本草纲目》传入日本，致使日本本草研究兴盛。在朝鲜，整理刻印中国医籍，推行"乡药化"。除刊行出版《黄帝素问》等70余种医书外，还编撰出版了大型医书《医方类聚》《东医宝鉴》。与欧洲的医药交流也很活跃，意大利传教士利玛窦等翻译了大量介绍西方科学技术的著作，将西方生理学、病理学、解剖学、神经学和心理学学说传入中国。波兰人卜弥格用拉丁文写出《中国植物志》，著有《医论》，译有王叔和《脉诀》，向西方介绍中国本草学、中医舌诊和望诊。郑和七下西洋，带回了大量药物，如犀角、羚羊角、阿魏、乳香、没药、丁香、木香、芦荟、木鳖等药物。婆罗国（今印度尼西亚苏门答腊岛北部）进贡有犀角、玳瑁、珍珠、肉豆蔻、丁香、降真香、米脑以及各种香药。渤泥国（今文莱达鲁萨兰国）派使赠送龙脑、梅花脑、降真香、沉香、檀香、丁香、肉豆蔻、犀角等香药。彭亨国（今马来西亚东部）多次派使向明朝赠送片脑、乳香、檀香、苏木等。暹罗（今泰国）入贡的药物有犀角、片脑、米脑、糖脑、脑油、脑紫、蔷薇等数十种。这些外来药物广泛应用于临床中，也大量出现在《香奁润色》之中。

明代商品经济高度发达，最快，也最直接的反映就是女性的服饰妆容。沈德符《万历野获编》载："其妇外出，莫不首戴珠箍，身被文绣，一切白泽、麒麟、飞鱼、坐蟒，靡不有之。"服饰追求堂皇艳丽，注重饰品搭配；在妆容上追求"面如凝脂，眼如点漆，眉黛烟青"。当时的商业中心——杭州，经济发达，店铺林立，出现了香药、药物贸易市场，是化妆品重要的生产产地和集散地，"杭粉"即化妆脂粉，细腻爽滑，留香持久，远销海外。

（二）女权思想的萌升

明朝商品经济的高度发展，改变了人们固有的生活方式和思维模式，打破了传统的等级秩序，社会传统观念开始动摇，人民追求向往自由、平等，妇女逐渐突破封建礼教的束缚，社会地位有所提高，开始追求自我生存价值。《牡丹亭》《三言二拍》等文学作品生动地显现出当时妇女自我意识的唤醒，发出了追求自由、实现自我价值的呼声。

明朝中后期，士大夫阶层出现了同情和理解女性的倾向。泰州学派代表人物李贽在《焚书·答以女人学道为短见书》中，批判了男子之见尽长、女子之见尽短的说法："不可止以妇人之见为见短也。故谓人有男女则可，谓见有男女岂可乎？谓见有长短则可，谓男子之见尽长，女子之见尽短，又岂可乎？设使女人其身而男子其见，乐闻正论而知俗语之不足听，乐学出世而知浮世之不足恋，则恐当世男子视之，皆当羞愧流汗，不敢出声矣。"对于女性给予了充分的肯定和尊重。这对当时的女性思想解放、意识唤醒、追求自由平等起了促进作用。

在此基础上，女性对美的追求也与时俱进，出现追逐时尚，"越礼逾制"现象，在服饰上追求新颖华丽，以此来表现对人性美的追求。"男子服锦绮，女子饰金珠"，松江府女性"（发髻）旁插金玉梅花一二支，前用金绞丝灯笼簪，两边西番莲俏簪，插二三对，发股中犀玉大簪，横贯一二支，后用点翠卷荷一朵，旁加翠花一朵，大如手掌，装缀明珠数颗，谓之鬓边花，插两鬓边，又谓飘枝花"。苏州府妇女"不论贵富贫贱，俱是轻裘，女人俱是文绣"。女性社会地位的提升以及对于美的追求，对于《香奁润色》的诞生起着直接的促进作用。

（三）中医药知识的积淀和提升

明代女性社会地位的相对提升，社会美容事业兴起，也得益于深厚的中医药学积淀。在中医药宝库中，有大量可供发掘的中医美容学基础理论和技术方法。明代医家在历代典籍、民间实践中总结、整理出大量的美容用品和方剂，涌现了一批重要的中医美容代表医家，出版了许多设有美容专篇的医书。朱橚《普济方》卷44～86的身形篇和卷227～271的诸疾篇，记载了大量美容方剂；胡濙《卫生易简方》收录头面发鬓手足等常见疾病的治疗方法；李时珍《本草纲目》"主治第四卷"中诸风、眼目、面、鼻、唇、口舌、声音、牙齿、须发、诸疮等篇中，介绍了数百种美容中药，每一味药后简介该药对于面部疾病的功效和主要使用方法。中医美容治疗学的内容大多记载于外科学书籍中，陈实功《外科正宗》记载了许多损美、毁容性皮肤病的诊治方法，如黧黑斑、粉刺、酒齇鼻、油风、白屑风、鹅掌风、狐气等，每个病证都论及病理、症状、治法、药物组成以及制作方法；王肯堂《证治准绳》收录了先天性缺唇及耳部畸形的手术治法。明代美容中医学的发展，顺理成章地催生了《香奁润色》的成书出版。

（四）藏书业、出版业的高度发达

明代私人藏书家分布于王室官僚、士大夫阶层、知识分子各个阶层，他们广开收书之路，收、购、抄、刻于一体，促进了私人藏书的兴旺。据《藏书纪事诗》统计，明朝著名私人藏书家427人，浙江省就有80余家。江苏昆山藏书家叶盛藏书数万卷，多奇本秘本；范钦的天一阁藏书达七万多本；祁承爜建澹生堂藏书约十万卷。而胡文焕藏书具体数字不详，但据其所刻书目《百家名书》90 种，《格致丛书》346 种，《寿养丛书》32 种，可推断数量之巨。

杭州是明朝刻书重地及图书贸易中心之一，据章宏伟考证，明代杭州府私人刻书机构至少有 229 家。当时浙西地区盛产纸张，印刷术又得到普遍发展，刻书成本低廉，为其提供了有利的物质条件；杭州府文人雅客众多，进士人数居各地之首；江浙一带大量藏书家对于书籍的需求，促进了杭州刻书事业发展。万历时期杭州府的私人刻书达到鼎盛时期，涌现了大量新的刻书家和刻书机构，胡文焕的文会堂是其中之一。

社会对于美的追求加之胡文焕自身对于养生驻颜的研究以及当时的各种社会因素造就了《香奁润色》的成书和出版。

三、《香奁润色》版本研究

《香奁润色》现存两个版本。一为清抄《寿养丛书》本，一为日本江户抄本。

《寿养丛书》，成书于明万历二十年（1592），为胡文焕文会堂所刊刻的养生保健类著作丛书，集唐、宋、元、明历朝之中医养生精华。国内现存明万历二十年文会堂初刻本、明映旭斋刻本、清抄本共三个《寿养丛书》版本。

现存文会堂初刻本《寿养丛书》为残卷，多有散佚；映旭斋刻本《寿养丛书》共收录医书 16 种，有宋·周守忠《养生月览》《养生类纂》，元·李鹏飞《三元参赞延寿书》，元·汪汝懋《山居四要》，明·王廷相《摄生要义》，宁原《食鉴本草》，陈直《寿亲养老书》，周臣《厚生训纂》，铁峰居士《保生心鉴》，王蔡《修真秘要》，混沌子《锦身机要（附指源篇)》及胡文焕自编的《食物本草》《养生食忌》《养生导引法》《类修要诀》《摄生集览》。但这两个版本均未收载《香奁润色》。而清抄本《寿养丛书》是据明文会堂初刻本抄录的版本，共收录著作32种。与映旭斋刻本相比，增加了南齐·褚澄《褚氏遗书》，元·李杲《药性赋》，宋·崔紫虚《四言脉诀》，明·解桢《医学便览》，李梴《怪证奇方》，周礼《医学碎金》，孟继孔《幼幼集》及胡文焕校纂的《素问心得》《灵枢心得》《太素心要》《太素脉诀秘书》《医学要数》《医学权舆》《心印绀珠经》《海上仙方》《轩辕黄帝治病秘法》《应急良方》《香奁润色》；未收录《食物本草》《养生食忌》二书。

据《日本胡文焕丛书经眼录》介绍：前田氏尊经阁文库藏有《寿养丛书》16种，12册。每册书皮均有"寿养丛书第一（二、三……)"及子目名。蓬左文库、内阁文库、宫内厅书陵部等图书馆则藏有胡氏其他著作《格致丛书》及《百家名书》等。据王宝平考证，蓬左文库中的《御书籍之目录》记载了元和三年正月七日横田三郎兵卫等接受的骏府御让本的书目及德川义直到元和末年止采购的书籍目录，目录的第六十中，载有："《百家名书》，无印，唐，四十八册，四帙，买本。"据日本国会图书馆藏的《商舶载来书目》记载：宝历辛未元年（1751）《百家名书》一部十二套，宽延己巳二年（1749）《格致丛书》

一部十四套从大陆运至日本长崎。可知胡氏著作早在江户时代初期即元和年间（公元 1615—1623）传入日本。《香奁润色》传入日本的具体时间也大致如此。

比较该书两个版本，主要有以下区别：

（一）款式之异同

江户抄本和清抄本皆为手抄本，无版框、栏线、界格、版心、象鼻、鱼尾等。行款上，江户抄本共计 99 页，其中：序 4 页，每页 6 行，每行 13 字，行草书写，首页有印章 3 枚；目录 15 页，每页 12 行，分上下栏，楷体书写；正文 78 页，每页 12 行，每行 20 字，楷体书写，行文中别字、异体字、简写字较多，并多有勘误，直接于字旁书写；跋 2 页，每页 6 行，每行 13 字，行草书写，文末有印章 1 枚。清抄本共 118 页，全文楷体书写，全书无印章，其中：序 2 页，每页 10 行，每行 20 字；目录 18 页，每页 10 行，分上下栏；正文 96 页，每页 10 行，每行 20 字；跋 2 页。

（二）内容之异同

江户抄本与清抄本的体例完全相同。清抄本相对江户抄本比较而言，字体更为工整，行文错误较少。此次校注，即选用清抄本为底本。

江户抄本中别字、异体字、简写字较多，如"钱"，江户抄本作"戋"；"苍术"，江户抄本作"苍述"。同时江户抄本亦有部分遗漏。目录中，江户抄本遗漏部分方名。如头发部遗漏"醒头方""掠头油水方"；面部遗漏"金国宫中洗面八百散方"等，这些方剂在正文中均有详细内容。正文部分，"治狐臭方"中江户抄本遗漏"藿香叶"一药；"梅花衣香"遗漏"茴香"一药；"治下死胎之又方""治横逆手足先出或子死腹中""横生倒养""治逆生须臾不救母子俱亡""催生丹"以上几方江户抄本遗缺，疑似漏页。因为这是除清抄本以外唯一的《香奁润色》版本，故以之为校本。

四、校注成果

此次校勘，选择清抄本作为底本，江户抄本作为主校本，其他相关美容医书为参校本，运用对校、本校、他校、理校的方法对该书进行校勘，通过对比分析、考证推理，指出和纠正底本中各种字、词、句等方面的不同和错误，并且对该书中出现的冷僻费解或有特定含义的字词、术语，用通俗的语言进行解释。以期完成一本较为完善的精校本，便于美容学术思想的学习与研究，利于指导现代美容学科临床的诊治。

《香奁润色》虽然只有两万字不到的篇幅，但整个校注工作却耗费了五年有余。面对一部薄薄的明代古籍，耗用如此漫长的时间和精力，皆因以下原因：

首先，该书广征博引，涉猎广泛，作者胡文焕为明代文士，喜好医学，学兼文史百科，《香奁润色》一书的资料来自于明以前的各类古籍，此次校注，仅校注者查找的古书就多达百余部，收集资料字数超过千万。

其次，该书引载古书资料时多不注明出处，明清时代文人辑抄汇编成风，且不具有著作权意识，这给后人考据带来极大的麻烦。

再次，校注时遇到最大的困难，是《香奁润色》资料来源的多样性。该书资料不仅仅来源于医书，但凡与古代生活有关的农书、历书、史书、家居、生活、闺阁、百科全书，甚至佛道经书，均有所出。校注者虽熟悉医书，但对其他类古籍涉猎不足，故耗尽心力，难以蹴就。

最后，是时代变迁带来的知识内容变化。古人习以为常的事物，今人则无法理解。即便是古人，对更古时期的知识也缺乏认识。生活中的衣食住行，数千年之间变化巨大，女性的衣物装饰、家具器皿，要考证明确，着实耗时费力。

为了解决上述原因带来的困难，我们竭尽全力，焚膏继晷，有时为了一个词的释义而耗费半个月的时光，如对文中"儿印"一词的校勘，对"不循壶"一句的释义等等。尽管如此，从目前的校注成果来看，这些年的辛苦并不白费，至少取得以下成果：

（一）纠错正讹

对底本的勘误、存异、存疑；对疑难字词的释义、考证、辩难等工作，均按古籍整理细则，如常进行。

通过常规校注，纠正了底本大量错误，律齐了大量不规范汉字。明代学风粗砺脱放，抄书时汪洋恣肆，出错处也比比皆是。加上底本、校本皆为抄本，从抄写字迹看，抄录人也不具备高深学问，因此错处甚多。"白"写成"自"，"扎"写成"札"，"脚趾"写作"脚脂"，"奈"写作"奈"，"白面"写成"白蜜"，等等，不一而足。至于"二两"写成"三两"，"一钱"变成"二钱"，药方中多一味药，少一味药，都属家常便饭，不以为奇。而古书中最常见的同音借代，"井花水"和"井华水"，"木楔"和"木犀"，"藁本"和"稿本"，"白僵蚕"和"白姜蚕"，更是从头到尾随处可见，甚至连"鸡蛋"都能写作"鸡弹"。这些都在校注工作中得到解决。

（二）释疑解难

底本中有一些极难释读的名词术语，严重影响阅读，通过此次校注，得以解决。如治疗脚趾湿烂的"玉莲飞步散"，主治中有"瘥窝侈粘清"字样，无法读通，也无法理解。查考中医方书数十种，检索《中医方剂大辞典》，不仅没有同名方剂，而且也找不到与该方"煅石膏、滑石、白矾"三味药物组成相同的方剂。历时数周，筋疲力尽，我们最终在南宋末年福建崇安人陈元靓所著的《事林广记》中找到同名方剂，其主治中有"痒腐液粘渍"，于是豁然开朗，顿时解除原文难读之苦。而《事林广记》并非医书，而是一部日用百科全书类型的中国古代民间类书，上至盘古开天地，下至市井茶果饼，内容无所不包，但此书在医书校勘时却很少谈及。

再如：书中"下死胎方"，有服用"儿印"者，但"儿印"不知何物。查遍历代本草、方书，均无此药记载，疑传抄之讹。于是，利用该方其他信息，重新在历代方书中检索，最终在《妇人大全良方》卷十七"产难子死腹中方论第五"之"一字神散"中查到与本方类似的记载："治子死胎不下，胞破不生。此方累有效，救人几万数。鬼臼（黄色者，去毛）不拘多少，碾为末，以手指捻之如粉，极细为度。每服二钱，用无灰酒一盏，同煎至八分，通口服。立生，如神。"据此，校语写作"儿印（兒印）：当为'鬼臼'之形误"。

还有底本中出现"羊眼豆花"一药，江户抄本作"半眼豆花"。但查遍历代本草、方书，均无"羊眼豆花"或"半眼豆花"之记载，故疑有误。也是经过繁复查考，终于在《世医得效方》卷十五查到"豆花散"：白扁豆花（焙干，紫者不用）。上为末。炒米煮饮，入烧盐少许，空心数服，治"妇女白崩不止"。与本方诸多吻合，故"羊眼豆花"应为"白扁豆花"之讹。洗垢腻污衣方用"豆稿"，查得《事林广记·后集》卷十作"豆秸"，即豆秸，既校勘，也释义，一举两得。

诸如此类，对妨碍阅读的疑难词语，我们都尽可能做了详细校核，力求找到能够解决问题的答案，实现校勘的助读功能。书中"一敏草"，现代人不知道是什么药，通过对《居家必用》庚集洗练相同方剂作"益母草"的校勘，则无须注释，自然明白。

（三）启迪思路

校勘过程中的合理推测，属于"理校"范畴。尽管我们提倡尽量不改原文，但可以通过校语提示，帮助读者阅读古籍。

例如，"去粉痣"方由"益母草、婴条石"两味药组成，但"婴条石"查工具书及中医药古籍均未见记载，也没有与益母草搭配的相近药物。但从字形、字音联想，认为此药疑为"鹰条白"之音误、形误。鹰条白，即鹰屎白，古代最常用的美容药物之一。

再如，书"跋"中有"而后人不循壶则不尚诚朴"句，"壶"字诸本无异，找不到校勘依据，但"不循壶"语义不通，无法理解。因此，认为"壶（壶）"应为"壸（壸）"之讹，两字仅一横之差，但意义毫不相同。"壸（kǔn 捆）"，本意为古代宫中道路，借指内宫。《尔雅·释宫》："宫中衖谓之壸"，郭璞注曰："衖，阁道门。"引申为内宫和女性居住的内室，代指女性，如"壸政"（宫中事务）、"壸奥"（室内深处）、"壸阁"（闺阁）、"壸闱"（闺闱）、"壸则"（妇女行为的准则）、"壸训"（为妻室者的言行仪范）。"不循壸"指不遵守女性准则，含义正与全书意旨贯通。

（四）增广古义

古人著作，喜欢标新立异，或习用方言俚语，造成某些字词无解。对此，校注者根据相关考证，提出合理解释或推测。例如本书中有"干柿子滚煎茅香汤煮令葩"，其中的"葩"字，各类字书皆释为"花"，与此处义不协，无法读通。笔者疑为"扒"或"趴"之同音借代，形容食物蒸煮后软烂趴塌之状。《普济方》卷五十有"干柿子五个，香汤煮烂"，可为证；另外《卫生汇录》此字即作"烂"。

再如，"醒头香"一方，"醒头"二字辞书无解，据《古今医统》卷六十六解炽发醒头膏："擦发，顷时梳之自开"；《扶寿精方》醒头香："上为细末，入发理之"等用法功效，可知"醒头"即为顺发易梳之谓。以上种种，均增加了工具书中相关字词的释义，也是本书校注工作的成果之一。

（五）考镜源流

中国医学源远流长，《香奁润色》也应有活水之源头。惜于胡氏辑录资料时未曾标注来源，读者无法看到中国美容、生活、闺闱、女科隐曲的发展脉络。对此，在校注过程中，笔者注重学术考证，以期用校注之力，收研究之效。

书中有"容颜不老方"，未交待出处，初读者以为该方就是明代创立的美容方。但经过查对古书，得知本方在多种古代文献中均有记载，且都称其出自苏东坡。一些书籍另有其名，为"须问汤"。不同古籍对其剂量、组成亦有出入，如《居家必用》己集品诸汤："东坡居士歌括云：半两生姜（干用）一升枣（干用去核），三两白盐（炒黄）二两草（炙，去皮），丁香木香各半钱，约量陈皮（去白）一处捣。煎也好，点也好，红白容颜直到老。"《遵生八笺》卷十一："东坡居士歌：三钱生姜一升枣，二两白盐一两草，丁香木香各半钱，约量陈皮一处捣。煎也好，点也好，红白容颜直到老。"

美容方剂"敷面桃花末"，本书不仅无出处，且载述甚简，读者容易忽略而过。其实，本方早年很有名气。五代·韩鄂《四时纂要》卷四"面药"称其为"太平公主秘法"。其制法及功用为："（七月）七日取乌鸡血，和三月桃花末，涂面及身，二三日后光白如素。"又，《普济方》卷五十二"治男子妇人白桃花颜色"方药和功用为：

"三月三日取桃花为末，七日七日取乌骨鸡血，和，涂面及身。三二日后脱白如白雪，妙"。通过校注，读者可以看到唐代浑身满面涂满鸡血来美容的场面。

澡豆，古代常用的洗涤用品。读者往往以为是一种豆状的洗涤用品。其实，这是以豆类为主要原料制成的粉状。后秦弘始六至七年（404—405）的佛经典籍《十律诵》卷第三十八《明杂法之三》载："佛在舍卫国。有病比丘，苏油涂身，不洗，痒闷。是事白佛。佛言：应用澡豆洗。优波离问佛：用何物作澡豆？佛言：以大豆、小豆、摩沙豆、豌豆、迦提婆罗草、梨频陀子作。"。唐代《千金翼方》《外台秘要》有多首澡豆配方，则配伍中药、香料、花类、玉石等，具有洗涤、美容、护肤、治疗等功效。

《香奁润色》全书收录方剂276首，共分为美容方、妇人方、生活指导方三大类，其中美容方包括头发部、面部、瘢痣部、唇齿部、身体部、手足部，共126首方剂。此类方剂主要来源于古代医书、古代生活用书和一些史书（如《开元天宝遗事》）；妇人方78首，主要是女性经带胎产疾病的治疗以及梦交之类的怪异病证。这类方剂，主要来源于医学著作。生活类方剂72首，涉及各种器物，衣物，饰品的洗涤、收藏，来源于古代类书、农书、杂书。

对比以上各类前世及同时期医书，方剂组成相同有：《肘后备急方》（晋·葛洪，3世纪）5首，《小品方》（南北朝·陈延之，5世纪后期）2首，《集验方》（北周·姚僧垣，6世纪中期）4首，《备急千金要方》（唐·孙思邈，

650 年）10 首，《外台秘要》（唐·王焘，752 年）12 首，《太平圣惠方》（宋·王怀隐，992 年）9 首，《圣济总录》（宋·赵佶，1117 年）5 首，《杨氏家藏方》（宋·杨倓，1178 年）2 首，《是斋百一选方》（宋·王璆，1196 年）3 首，《御药院方》（元·许国桢，1267 年）2 首，《普济方》（明·朱橚，1390 年）36 首，《永乐大典》（明·解缙、姚广孝主持，1408 年）4 首，《卫生易简方》（明·胡濙，1427 年）11 首，《医方类聚》（朝鲜·金礼蒙，1445 年）32 首，《急救良方》（明·张时彻，1550 年）3 首，《鲁府禁方》（明·龚廷贤，1594 年）4 首。有些方剂在多种医学著作中重叠出现。

生活类方剂，迭见于后魏·贾思勰《齐民要术》（533～544），五代·韩鄂《四时纂要》（907 年前），宋·苏轼［东坡］（1075 年前，内容见《居家必用事类全集》《遵生八笺》等），宋·苏轼《物类相感志》（1075 年前）、宋·陈元靓《事林广记》（1233 年前后）、元·佚名《居家必用事类全集》（1368 年前）、元·佚名《山居备用》（1368 年前。已佚，遗文见《永乐大典》）、明·刘基《多能鄙事》（1375 年前）、明·宋诩《竹屿山房杂部》（1504 年）、明·周嘉胄《香乘》（1641 年）等非医书类著作。

对比其后世医书，组方相同的方剂：《串雅内外编》（清·赵学敏，1759 年）5 首，《文堂集验方》（清·何惠川，1775 年）3 首，《验方新编》（清·鲍相璈，1846 年）15 首，《卫生汇录》（清·佚名氏，1849 年左右）34 首，《医方拾锦》（清·田绵淮，1873 年）24 首。

所引书目现不存世的则有《必用全书》《必用之书》《德生堂方》《寿域神方》《琐碎录》《居家必用》《山居备用》。

纵观以上医书，可知《香奁润色》中方剂最早来源于晋朝的《肘后备急方》，晋唐时期是中医美容学的繁盛时期，世人重视驻颜养颜，偏向损容性疾病的治疗，美容方剂已从秦汉时期的单味药物的运用向多味药物的配伍组合过渡，剂型亦强调黏附营养之功效。《肘后》卷六专设"治面疱发秃身臭心昏鄙丑方"，载美容方66条，应用于美容的药物达95种，是迄今为止发现最早的美容专篇。该书首创多种面膜调制法，如以鸡子白、猪蹄或是鹿角胶敷贴面部，以治疗面部瘢痕。南北朝时期陈延之所著《小品方》卷十"治面疣疱疮斑诸方""治面疣黑痣诸方"收录面疾方剂10余首。北周时期姚僧垣《集验方》卷十二"治面皯粉刺面疱诸方""治颈项头面白驳及白秃方""治疣目及黑子方"20余首。这些古籍在古方基础上博涉约取，采有征信，总结了晋至南北朝时期的美容成就，为中医美容学发展奠定基础。

唐代孙思邈《备急千金要方》《千金翼方》专设"面药""妇人面药"篇，将之前秘而不宣的三百余首美容方剂收集整理公开，集唐之前美容医方之大成。王焘在《外台秘要》中将广泛收集的四百余首美容方剂收录在第三十二卷"面部面脂药、头膏、发鬓、衣香、澡豆等三十四门"之中，并记载了胭脂口红等化妆品的制法，进一步充实了中医美容学的内容。

宋金元时期是中医传统美容学的发展时期，官方重视医药学术的整理、总结，美容用品和药物的丰富，在美容学术的方法和经验方面得到系统提升及推广，探讨分析了损容性疾病的病因病机及辨证论治，从单纯的美容经验治疗过渡到美容理论的研究，完善了中医美容学体系。宋代官修的《太平圣惠方》增补了大量新的美容方剂，其中四十卷及四十一卷分别论述了美容及须发专方，全书共载美容方900余首，并在各篇首概述了病因病机，较之唐之前方书有方无论，是一大进步。宋代另一本官修的《圣济总录》在卷一百一中分面体门及髭发门记载美容方100余首，对于损容性疾病的病因病机论述更为详细，并强调了内治内调法在美容中的重要性。杨倓的《杨氏家藏方》在杂方篇中论述了乌发生发、面脂面药等20余首方剂，保存了宋代常用的美容医方。王璆在《是斋百一选方》一书中第十二门及第二十八门记载了头面及乌发各种方剂近30首。元朝许国桢所著的《御药院方》卷十"洗面药门"收录180余首美容保健方，保存了宋金元时期的宫廷秘方。

《香奁润色》成书的明朝，社会美容医学事业开始兴起，在理论和方法上中医美容学有了明显的提高和发展，大量新型的美容用品和药物不断涌现，中医美容学呈现鼎盛时期。李时珍的《本草纲目》在"主治第四卷"中诸风、眼目、面、鼻、唇、须发、胡臭、诸疮等篇中，介绍了数百种美容中药。官修的《普济方》卷四十四至卷八十六的"身形"及卷二二七至卷二七一的"诸疾"篇，辑录大量美容方，集中收录了明之前的美容方剂。胡濙的《卫生易简方》卷八收录了"头面""发鬓"等方60余首，保存了明之前散在民间、简而易行的方药。陈实功的《外科正宗》对于如黧黑斑、粉刺、酒齄鼻、雀斑、黑子等损容性疾病的病理、症状、治法、药物及制法均详细论述。龚廷贤的《鲁府禁方》在"寿集"收录了面斑、须发等秘方。同一时期的朝鲜医家金礼蒙编纂的《医方类聚》卷八十至卷八十四收录了头面、毛发、身体、四肢的大量美容方剂，保存了明之前的多部医书（部分医书在国内已失传）。

清朝中医美容学在理论和实践治疗方面有了进一步的发展，《疡医大全》记载了兔唇修补术；赵学敏编辑的《串雅内外编》、鲍相璈的《验方新编》、佚名氏的《卫生汇录》、田绵淮的《医方拾锦》均收录有面部及毛发部疾病的治疗和保健方法。

胡文焕编纂的《香奁润色》，按照传统的病证统方的形式，很好地总结了明代之前以及当时的中医美容保健及医疗经验，有针对性地选择部分价廉易得、实用有效的秘方验方，保存了大量医学文献，具有一定的文献价值。作为目前存世最早的一部妇人美容专书，在中医美容史上起到承上启下的桥梁作用。

经过数年的查考，在此次校注过程中，我们为《香奁润色》中95%以上的方剂找到了源头。但我们并没有将所有的出处均标注在校语之中，否则将校不胜记。只有出现异文之时，才出校说明。即便如此，读者亦可从校语中得见一斑。

（六）发明药用

《香奁润色》成书已 400 余年，当时常用的美容方药随时代变迁，已被弃用或遗忘、疏忽，对今人考察历史事迹带来困难。对此，校注中考释药用，发明功效，注明这些药物在前朝人生活中的作用，也是还原历史真象的一项工作。

1. 粉类化妆品成分

妇人美容，离不开涂脂抹粉，《香奁润色》中记载了不少粉类化妆品的组成和制作方法。其中多处出现英粉、紫粉、光粉、胡粉等原材料。此次校注得知，古代的粉类化妆品是以米粉（英粉）为滑腻剂，以铅粉（胡粉）为黏附剂，以落葵子为染色剂混合而成。这也是校注的一大收获。

英粉一味，各类医书、药书、方书都没有释义，很多前朝医家也不知道这是一种什么材料，如《鸡峰普济方》卷四注曰：“校定英粉不知何物，疑糯米粉也。”我们最终在《齐民要术》卷五做米粉法中找到答案：“英粉，米心所成，是以光润也。”即用米研制成的精细白粉，古代浴后用以敷身，光润皮肤。

在“麝香和粉方”中有“紫粉”一味，似是单味原料，但古代却是一个美容成品。《齐民要术》“作紫粉法”：“用白米英粉三分、胡粉一分（不着胡粉，不着人面），和合调匀。取落葵子熟蒸，生布绞汁，和粉，日曝令干。若色浅者，重染如前法。”《证类本草》引陶弘景：“落葵……其子紫色，女人以渍粉傅面为假色”。落葵的紫色，是紫粉的关键。紫粉加入"麝香和粉方",大约也是为其调色。

2. 甲香非香

书中"甲香",是古代一种制香原料,为南方所产一种海螺的厣甲,其本身并不具香味,但可作为"合香"使用,即与其他香料合在一起,能让其他香料香气更香。因医药书中较少使用,故校注时查考不易。《本草纲目》卷四十六海螺:"(苏)颂曰:海螺即流螺,厣曰甲香。生南海,今岭外、闽中近海州郡及明州皆有之。或只以台州小者为佳。其螺大如小拳,青黄色,长四五寸,诸螺之中,此肉味最厚,南人食之。《南州异物志》云:"甲香,大者如瓯面,前一边直搀,长数寸,围壳岨峿、有刺。其厣杂众香烧之益芳,独烧则臭。今医家稀用,惟合香者用之。又有小甲香状若螺子,取其带,修合成也。"《居家必用》庚集《治甲香法》:"须拣如龙耳者好,自余小者次也。取一二两以来,先用灰汁一碗,煮尽后用酼肉,方同好酒一盏煮尽,入蜜半匙,炒如金色。"可供参考。

3. 益母草是武则天皇帝美容必备

益母草用于美容,如今已经失传,所有通用药书上也没有记载。但唐宋时代,益母草确是妇女美容的顶级用品,是武则天的妆奁必用。古人还给它起了一个美丽的名称"玉女粉"。《香奁润色》等书有"玉女粉"作为方中一药,读者却不知何物。为彰明前世美容成果,笔者也经过考证,予以训释。如《御药院方》卷十钟乳粉散中"玉女粉二钱半"自注"系益母草";该书"神仙玉女粉"即由益母草一味药物组成。《医方类聚》卷八十一引《居家必用》"玉女粉"载其制法为："益母草灰不拘多少，糯米粥搜和为团，炭火煅通红，离火俟冷，研细；再粥搜团，煅之，以雪白为度。"而该方在唐代就被广泛运用：《外台》卷三十二引《近效》认为是女皇帝武则天的常用方，取名为"则天大圣皇后炼益母草留颜方"，用单味益母草，其炮制"真法"：将益母草烧灰，再将灰制成丸状，用炭火长时间煅烧至白色，研三日，"洗手面，令白如玉。女项颈上黑，但用此药揩洗，并如玉色""红鲜光泽，异于寻常。如经年久用之，朝暮不绝，年四五十妇人如十五女子"。

4. 猪胰非胰

古代美容护肤，常用猪胰，本书也有两处用到。但这却是一个错误，猪胰应是"猪胭"之讹。《本草纲目》卷五十："胭，音夷，亦作'胰'。时珍曰：一名肾脂，生两肾中间，似脂非脂，似肉非肉，乃人、物之命门、三焦发原处也，肥则多，瘦则少，盖颐养赖之，故谓之颐。"可知"胭"并非胃下之胰脏，而是位于两肾中间，呈椭圆形，黄白色，富润滑汁液的动物组织；北方农村妇女常用其浸酒，取浸出液涂手面以防治皲裂。但错为"胰脏"的状况却绵延几百年，甚至成为后来民间对肥皂的俗称——"胰子"。

5. 光粉不仅是铅粉的别名

在《本草纲目》铅粉条下，列举了一大串异名，光粉即为其中之一。但这是不确切的，因为"光粉"不仅是铅粉,而且是上等铅粉。《竹屿山房杂部》卷八居室事宜鸡子粉方即作"上等铅粉",并载有其制法:"用醋糟覆铅板上蒸之,取浮者,水定而成。曰光粉,曰定粉,皆此也。"

6. 人精确是人精

书中治面上有靥痕方中有"人精二钱",此药少见,且异名较多,如《元和纪用经》称菟丝子为"人精",《医学入门》卷七称黑桑椹为"人精",故有必要注释之。考《本草纲目》卷五十二人部:"人精,营气之粹,化而为精,聚于命门。命门者,精血之府也。男子二八而精满一升六合。养而充之,可得三升;损而丧之,不及一升"。且此药有消除瘢痕之效,因此,可确认本书的"人精"即为男人精液。

(七) 阐明己见

在校注工作中,通过查考,发现一些与古今用法不同或明显有误之处。对此,按照古书校注原则,虽然不宜改动,但为了便于理解,全面了解知识,我们也对这些问题加以说明,以期该书整理更加全面。

治疗胞衣不下方中常用蓖麻子,在底本中,蓖麻子用白面调涂,江户抄本则用白蜜调涂。据考,以蓖麻子治疗胞衣不下、难产、子宫脱垂等,出于唐代崔元亮《海上集验方》(见《证类本草》卷十一、《本草纲目》卷十七),此后历代方书均有记载,但无论是敷足心,还是敷手心、头顶,均采用捣烂直接涂敷的方法,未见用白面或白蜜调涂的记载。此在校注中加以说明,供读者参考。

又如,以猪蹄治疗产后缺乳是古今通用治法,本书即有用雄猪前蹄记载。考历代以猪蹄治产后缺乳，宋以前强调用母猪蹄，如《圣济总录》卷一六六"猪蹄汤"、《三因》卷十八"母猪蹄汤"、《外台》卷三十四引《广济》"疗妇人乳无汁方"等，均注明"母猪蹄"；《本草纲目》卷五十在猪蹄条下特别标注"以下并用母猪者"。以上均不分前后蹄。但明代之后则强调用公猪之前蹄甲，如清代《医林纂要》称："猪蹄……但要公猪前蹄，若后蹄则少力，母猪者不足用。盖前蹄为全身筋力所在，味甘咸平，能补气血，养虚羸，润肌肉，又水畜也，故善通经隧，能通乳汁，又以血气补血气，古人多用之。"我们的校注亦以此摘要标注，以丰富阅读。

再如，自《素问》鸡屎醴治疗"心腹满，且食不能暮食，名为鼓胀"始，鸡屎多用于通利大小便，李时珍注云："鸡屎能下气消积，通利大小便，故治鼓胀有殊功。"而本书却用鸡屎治疗产后小便不禁。据考，此出唐·昝殷《产宝》，轶文见《本草纲目》卷四十八："产后遗溺不禁：鸡矢烧灰，酒服方寸匕。"但仅此一处可见。其他古籍用于小便不禁的是其他药物，如《外台》卷三十四引《广济》疗产后小便不禁方作"取鸡尾烧作灰，酒服"；《外台》引《小品》疗产后小便不禁方作"取鸡子烧作灰，酒服"。因此本书和《产宝》疑误。

五、《香奁润色》学术研究

（一）用药特色

通过对书中方药的粗略研究，对其特点进行分析。

1. 治疗与保健并重

本书主体为美容方，分为治疗、保健两类；妇人方以治疗为主，生活指导方以生活常识为主。治疗类方药主要针对常见的损容性皮肤病和妇科常见疾病为主，保健类方药主要以日常美容护理为主。

（1）美容治疗方

主要集中于头发、面、瘢痣、唇齿四部，共79首方剂。主要涉及少发、脱发、秃发、蒜发、头屑、头垢、面上雀斑、热毒风刺、黑䵴、黑痣、粉刺、酒渣、白驳、唇裂、齿黑、白癜风、紫癜风、阒甲、冻疮等常见损容性皮肤病。

所载方药，如面部治疗方剂多含密陀僧、天花粉及藿香、丁香、沉香、零陵香、麝香等香料药物，瘢痣部治疗方剂中多含皂角、白茯苓、白芷、白附子等药物，唇面皲裂者多用猪脂、香油、杏仁等富含油脂类药物。这些亦多为现代中医美容临床常用养颜祛斑保健药物。

（2）妇人治疗方

主要集中在乳、阴、经血、胎、怪异五部，共79首方剂。主要涉及乳少、乳毒、乳痈、乳岩、阴痛、阴肿、阴痒、阴蚀、胞转、月经不调、血淋、血崩、赤白带下、白带、不孕、有孕咳嗽、胎动、胎漏、死胎、胞衣不下、产后肠脱、产后小便不禁、产后血晕、梦与鬼交等常见妇科乳房及经带胎产疾病。

所选用药物，多选用黄连、龙胆草、艾叶、桃仁、蛇床子等妇科常用药物。少数方药留有时代印迹，如催生方中"剪黄历面上印信，填写本处巡按官衔。催生，烧灰以酒服之，即下"，"以其夫裤带剪寸许煎汤服之"，女人产后肠中痒不可忍方中"针线袋一枚，以袋暗安于产妇所卧褥下，勿令知之，痒即住"等现代人难以接受的治疗方法，应须鉴别，谨慎对待。

（3）美容保健方

主要集中身体及手足部，共47首方剂，包括香身祛垢、香衣除虱、润手护足的方药，另外在头面部具有生发乌发、润发香发、洁面润肤、养颜去皱、润唇白齿等美容预防保健方药。

药物使用上，多为香料药物及具有美白作用的药物，如零陵香、茅香、山柰、木香、甘松、香白芷、丁香等。书中所记载的大量延衰养颜的方药，对于中医美容学及现代中医抗衰老具有很好的研究价值，特别对于现代女性日常护理、开发药物化妆品方面具有很高的开发价值。

（4）生活指导方

集中在洗练、藏贮部，共73首方剂，描述了珍珠、玳瑁、象牙等器物及彩衣、毛衣、麻衣等衣物的清洗方法，油污、漆污、墨污、血污等污染衣物的处理手段以及衣裳毯褥等物品的储藏收纳方法，其中部分方法现代亦多常用，如收纳毯褥提及频晒露则蝇类容易遗留其中，反致速蛀，可用细棒击其尘等方法；用樟脑烧熏衣柜，与现代人使用的樟脑丸储藏衣物一致。

该书著录的女子初束脚苦痛难忍方、女儿拗脚软足方、宫内缩莲步法、玉莲飞步散四首方剂与当时封建社会所流行的妇女缠足的社会陋习息息相关。"进入明代，妇女缠足达到了深入人心的程度，缠足甚至成为社会地位、贵贱等级的重要标志"[①]。正是因为这一特殊社会现象，胡文焕编纂本书之时，收入部分与缠足相关的方剂，以满足当时妇女的所需。

2. 治疗剂型种类多样

《香奁润色》所载美容方药，剂型丰富，以外治法为主，约占治疗方剂的73.8%。由于美容载于皮表，皮肤虽位居体表，亦由外感六淫之邪，脏腑气血失和，经络阻滞所致病变，临床用药应明辨疾病的前因后果，选择针对性用药。具体如下：

（1）外用剂型

　　是以植物油、鸡子清、醋、酒、乳汁、姜汁、唾液、面糊、猪脂、蜂蜜等为基质，混和药物，施以局部。如酒调药，见于常用长发药、乳痈；唾调药，见于去䵟涂面方；乳调药，见于涂面药方；醋调药，见于取䵟五灰膏；猪脂调药，见于治冬月唇干折出血方；蜜调药，见于赵婕妤秘丹令颜色如芙蓉方……

　　常用长发药中用"乱发……煎令焦……细研如膏，搽头"，其用法如同今之护发素；金莲稳步膏中专治䐥甲痛不可忍及脚指缝肿烂。

　　是最常用的美容剂型，书中梨花白面香粉、桃花娇面香粉、秘传和粉、常用和粉、麝香和粉、鸡子粉、唐宫迎蝶粉都是当时民间习用敷粉。另外，女人齿黑重白

① 徐凤文，王昆江.中国陋俗［M］.天津人民出版社.2001.05.

方、金莲生香散等治疗性方药也常采用粉剂形式。

本书主要用于治疗阴道内疾病。如阴中肿痛妙方、阴中如虫行方都采用了此种剂型。

局部药浴常用此剂型。如止发落方取桑白皮水煮沐发。此外，古代生活中多用澡豆、中药散剂在洗浴时作为清洁剂，除了澡豆方外，洗面方则是多味中药研为细末，"每日洗面用，治面上诸般热毒风刺，光泽精神"。

洗浴剂兼有熏蒸作用，可在热烫时熏，温热时洗。如女人阴痒不可忍方用车前草煎汤熏洗，洗后再用鲫鱼胆内外涂。

治狐臭方"以白灰用隔一二年陈米醋和敷腋下"。

治美人面上黑痣方中"以针微拨破痣处，点之，不过三次。痣即脱去"。

这些剂型与现代面部美容、美发美体常用手法——洁面乳、面膜、洗手皂、洗发护发、熏蒸以及妇科洗剂、栓剂治疗手段一脉相承。

（2）内服剂型

《香奁润色》内服方的特点是用药简单，药味较少，易于服食。另一比较明显的特点是用酒为媒，调服送药。书中共有30首方剂采用用"无灰酒""温酒""白酒""甜酒""苦酒""老酒""红花酒""清酒"等多种类型的酒调服或送服，约占内服方剂的62.3%。

在其他剂型中，为长期服用方便而选用蜜丸剂，如美人面上雀子斑方、赤白带下方、透肌香身五香丸。

（二）学术思想和成就

本书序言曰："天生佳人，雪肤花貌，玉骨冰肌……佳人之修其仪容，洁其服饰……疗其疾病，证其怪异，调其经血，安其胎产……藏贮洗练……亦佳人之所必用"，认为佳人不能假借脂粉润其美色，应追求自然，修仪容，洁服饰，疗疾病，证怪异，调经血，安胎产，藏贮洗练，以达到保养修身齐家之道。

1. 集成历代美容研究学术成果

《香奁润色》集中了自东晋至明代有关美容学术研究的主要成果，自成体例，分部归纳，条理清晰，篇目清楚，内容丰富。全书13部，记述了头面、唇齿、身体、手足、乳、阴、经血、胎以及收藏洗练器物等女性必用知识，涉及少发、脱发、秃发、蒜发、头屑、头垢、面上雀斑、热毒风刺、黑黚、黑痣、粉刺、酒渣、白驳、唇裂、齿黑、白癜风、紫癜风、阚甲、缠足痛、冻疮、乳少、乳毒、乳痈、乳岩、阴痛、阴肿、阴痒、阴蚀、胞转、月经不调、血淋、血崩、赤白带下、白带、不孕、有孕咳嗽、胎动、胎漏、死胎、胞衣不下、产后肠脱、产后小便不禁、产后血晕、梦与鬼交等疾病的治疗方法以及香身祛垢、香衣除虱、润手护足等方面的保健手段；详细描述了珍珠、玳瑁、象牙等器物及彩衣、毛衣、麻衣等衣物的清洗方法，油污、漆污、墨污、血污等污染衣物的处理手段以及衣裳毯褥等物品的储藏收纳方法，在妇人日常美容、常见经带胎产疾病、日常生活各个方面给予指导，提高了此方书的实用性。

胡氏在选编过程中虽没有标注出处，但博采约取，摘抄各家方书中价廉易得、实用有效的验方，颇为实用。而其中所引用的部分医籍已经散佚，故此书对于保存医学历史文献，研究美容方剂源流也有一定的价值。

2. 反映历代美容用药处方规律

书中方药内治与外治并用，损容疾病虽在体表，但发病因素却与气血瘀滞、经络不通、脏腑失和有关。故内外兼治是标本兼顾之策。如治乳无汁方用"天花粉二钱，滚汤调服。外用京三棱煎汤洗"；治乳痈方酒浸中药内服，外用药渣敷乳，再用他药煎汤熏洗。"每服药一次，即洗一次"；治狐臭用生姜汁调蜜陀僧、白矾，搽腋下。再用生姜汁调食之；女子初束脚苦痛难忍"川归、牛膝加酒煎服，令血活；外用荞麦秆煮汤入枯矾少许浸之"；女子初嫁阴中痛方亦是在内服基础上"外用青布包炒盐熨之"；女人阴中冰冷则在栓剂外用基础上"服八物汤加桂半分"等等，体现了古代治疗妇人病运用局部外治与整体内治相结合的治疗特色。

《香奁润色》选用的方药除根据药物的四气五味、升降沉浮、归经等药性外，具有以色治色，以形治形，以经治经，以味治味的特点[①]。

白色为肺金之色，肺主皮毛，且中国美容文化"以白为美"，故《香奁润色》多用白色入肺经之药

---

① 刘筱玥，王旭东.《香奁润色》美容方剂探析.中国美容医学.2012.21（2）：312－313.

物，如白檀、白芷、白及、白术、白蔹、白僵蚕、白茯苓、白附子、白蒺藜、白丁香、白牵牛、白梅等治疗黑斑、黚黯等症，以达到美白之效果。金国宫中洗面八白散方，八味药均为白色之药物。

运用"取类比象"的方法，用皮类药物治面部、乳房、皮肤、毛发、指甲等表层疾病。如用槐子皮、诃子皮、酸榴皮、鸡头子皮、柿皮、杨柳根皮、虾蟆皮、桦皮、胡桃皮等治疗头目不清、白发、乳痈、乳肿、阔甲等症。

面部为阳明经循行密布之部位，故治面部之疾，多用白芷、防风、藁本、黄连、僵蚕等入足阳明胃经和手阳明大肠经的药物。妇人乳房属足阳明胃经，乳头、乳晕属足厥阴肝经，故在治疗乳房疾病时，多用入此二经之药物，如天花粉、乳香、没药、通草、桑黄等等。又因"发为肾之余"，故文中治疗脱发、白发、头皮屑等症之时，则多用入肾经之药物，如茱萸、生地、白茯苓、枸杞子、附子、五倍子、川乌等等。

书中大量运用花类等具有芳香气味的药物以除异味。有冰片、白芷、川芎、甘松、木香、沉香、丁香、藿香、麝香、零陵香、白檀香、桃花、菊花、茉莉花、乌麻花等，取其"醒脾开胃、通窍止痛、理气解郁、开窍醒神、辟秽防疫"作用。用于头面部多用其疏表散邪、开窍醒神作用，用于乳部多用其通阳散结、理气解郁作用；用于身体、手足部，多用其温里祛寒作用；用于阴部、经血部、胎部，多用其通窍止痛、活血化瘀作用；用于洗练部、藏贮部多用其辟秽防疫作用。

3. 贴合民用的精巧选方和巧用食疗

《香奁润色》选用大量的单方及食疗方，药味简单，方便取材，易于应用，体现了中医美容学简便廉效以及易学的特点。

书中84首美容方，单方居多，如头发部的鹿角菜、乱发、汉椒、侧柏叶；面部、瘢痣部的密陀僧、落葵子、白附子、杏仁；乳部的天花粉、九牛叶、桑黄；身体部、手足部的芋汁、芙蓉叶、胡桃皮、茛菪根；阴部的川牛膝、桃仁、猪肝、狼牙；经血部的兔头、新绵、白鸡冠花；胎部的贝母、砂仁、蓖麻子、荆芥穗末；怪异部的鹿角末、苍术等等。这些单方，或内服，或外用，药简效专。

食疗方剂，如以葱白为主的治胎漏方，以猪肝为主的治疗女人阴中有虫痒不可忍方，以荸荠为主的鸡眼方，以猪蹄为主的面上皱路方，以香油为主的治疗产后肠脱不收方等等。这些食疗方记录了中国百姓的生活经验和智慧，体现了中医药简便效廉的特点。

《香奁润色》所选用方药来源广泛，简便易行，贴近生活。书中运用大量动物药，如鸭、羊、兔、猪脑髓、兔头、猪肝、猪脂、猪胆、乌贼鱼骨、鱼胶、蛇壳、鼠阴子、猪蹄、鸡子等。另应用大量的花药及香料，如乌麻花、桂花、茉莉花、菊花、桃花、辛夷花、樱桃花、鸡冠花以及丁香、沉香、茴香、藿香、麝香、檀香、木香、零陵香等。又如书中治疗女人乳肿，采用"杨柳根皮四两，水熬烂，温熨肿处，一宿愈"，选药简单，方法易行。美容方中使用鸡屎、鹰屎白、鼠粪、鸬鹚屎、马屎、羊屎等动物粪便，这些动物粪便中含有磨削皮肤、清除角质层作用的成分，这与现代人美容时用的"磨砂"法相似。但时代发展，涉及到医学伦理，故可取其意而变其法，不要原方套用。

（三）时代局限性

《香奁润色》因受当时的历史社会条件限制，也存在一些不实用、不科学，甚至荒谬的记载。如催生方中"剪黄历面上印信，填写本处巡按官衔。催生，烧灰以酒服之，即下"或是"以其夫裤带剪寸许煎汤服之，即下"；治女人产后肠中痒不可忍方以"针线袋一枚，以袋暗安于产妇所卧褥下，勿令知之，痒即住"等等，是典型的无稽之法。

此外，该书引述前人著作未加标注，致使在考证书中方剂传承源流中，出现方名相同用药不同，或是由于组方遣药过于简单而难以详细考证的情况，不利于考证明代以前美容医籍的流传与存世情况。

《香奁润色》作为一部妇人美容保健方书，包含了许多古人生活经验和智慧结晶，保存了大量散佚美容方，具有一定的历史文献价值和生活参考价值。见于校注者阅历有限，知识不多，难免有错误疏漏之处，恳请专家批评指正。

总 书 目

本　草

IV